유방암을 이겨낸 사람들

일러두기

- 불필요한 오해를 피하기 위해 환자들이 인터뷰에서 얘기한 특정 병원이나 진료기관, 의사나 약사, 의약품, 식품 등은 구체적인 이름을 생략하거나 수정 표기했습니다. 또한 환자와 가족의 목소리를 생생하게 전달하기 위해 인터뷰 내용은 구어(口語)로 표기했음을 밝혀둡니다.
- 이 책은 한국연구재단의 연구 과제 [질병체험 내러티브 데이터베이스 구축을 위한 다학제적 연구: 언어학적 연구 방법론을 기반으로]를 수행한 질병체험이야기 프로젝트의 결과물을 재구성했습니다.

유방암을 이겨낸 사람들

초판 발행 2015년 9월 20일

지은이 질병체험이야기 연구팀 / **펴낸이** 김태헌
총괄 임규근 / **책임편집** 박채령 / **기획편집** 신미경 / **교정교열** 박성숙 / **디자인** 이석운, 김미연
영업 문윤식, 조유미 / **마케팅** 박상용, 서은옥 / **제작** 박성우

펴낸곳 한빛라이프 / **주소** 서울시 마포구 양화로 7길 83 한빛빌딩 3층
전화 02-336-7129 / **팩스** 02-336-7124
등록 2013년 11월 14일 제 2013-000350호 / ISBN 979-11-85933-22-1 13510

한빛라이프는 한빛미디어㈜의 실용 브랜드로 나와 내 아이, 우리의 일상을 환히 비출 수 있는 책을 펴냅니다.

이 책에 대한 의견이나 오탈자 및 잘못된 내용에 대한 수정 정보는 한빛미디어㈜의 홈페이지나 아래 이메일로 알려주십시오. 잘못된 책은 구입하신 서점에서 교환해 드립니다. 책값은 뒤표지에 표시되어 있습니다.
한빛미디어 홈페이지 www.hanbit.co.kr / 이메일 ask_life@hanbit.co.kr

Published by HANBIT Media, Inc. Printed in Korea
Copyright ⓒ 질병체험이야기 연구팀 & HANBIT Media, Inc.
이 책의 저작권은 질병체험이야기 연구팀과 한빛미디어㈜에 있습니다.
저작권법에 의해 보호를 받는 저작물이므로 무단 복제 및 무단 전재를 금합니다.

지금 하지 않으면 할 수 없는 일이 있습니다.
책으로 펴내고 싶은 아이디어나 원고를 이메일(writer@hanbit.co.kr)로 보내주세요.
한빛미디어㈜는 여러분의 소중한 경험과 지식을 기다리고 있습니다.

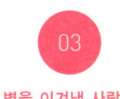

병을 이겨낸 사람들

유방암을 이겨낸 사람들

질병체험이야기 연구팀 지음

한빛라이프

여는 글

유방암을 앓고 있는
이웃들의 100퍼센트 리얼 스토리

사람은 누구나 살아가면서 크고 작은 질병을 경험하고, 이러한 경험은 개인의 삶과 가족의 생활, 사회활동에 많은 영향을 끼치게 됩니다.

　일반인들이 '질병'을 경험하며 얻을 수 있는 정보는 대부분 의학적·치료적 관점의 내용입니다. 하지만 질병은 의학적 연구와 치료 대상인 동시에 환자와 환자 가족 입장에서 보면 매우 개인적이고 주관적인 경험입니다. 따라서 질병을 앓는 사람 입장에서는 같은 질병을 경험한 다른 환자들의 이야기가 듣고 싶지만, 현실적으로 이런 기대를 채우기는 매우 어렵습니다. 오히려 검증되지 않은 정보들이 다양한 매체를 통해 유통됨으로써 자칫 잘못된 정보로 인해 더욱 큰 고통을 겪을 수도 있습니다.

　질병을 체험한 사람들의 이야기를 녹취·전사해서 전문가들이 분석하고, 이를 바탕으로 검증된 정보를 웹사이트를 통해 대중에게 제공하는 프로젝트를 처음 시작한 것은 영국 옥스퍼드대학교 DIPEx(Database of Individual Patient Experiences) 연구팀입니다. 2001년, DIPEx 연구팀이 이 프로젝트를 처음 시작한 뒤 독일과 일본에서 같은 프로젝트를 시작했고, 이어서 우리 연구팀이 한국연구재단의 지원을 받아 세계에서 네 번째로 이 프로젝트를 수행하게 되었습니다. 현재 전 세계 10개국에서 프로젝트를 수행하면서 그 결과물을 웹사이트를 통해 제공하고 있으며, 참여 국가는 점점 늘어나고 있는 추세입니다. 지난 2012년에는 각국 연구팀의 정보 공유와 공동 연구를 위해 DIPEx 인터내셔널(http://www.dipexinternational.org)을 설립했으며, 우리 연구팀은 이 기구의 창립 이사국으로 활동하고 있습니다.

'질병체험이야기 연구팀'은 질병으로 고통받고 있는 분들에게 같은 질병을 먼저 경험한 분들의 이야기를 수집, 분석, 검증해서 들려드리기 위해 인문학, 의학, 간호학, 가족치료학, 컴퓨터공학 등 다양한 분야의 전문가들로 구성했습니다. 우리 연구팀은 2009년부터 5년 동안 한국연구재단의 지원을 받아 당뇨병, 위암, 유방암, 우울증, 치매, 호스피스·완화의료를 경험한 분들과 그 가족의 질병체험 이야기를 녹취·전사해서 내러티브 데이터베이스를 구축하고 분석했으며, 이를 바탕으로 〈병을 이겨낸 사람들〉 시리즈를 출판하게 되었습니다.

이 책이 출판되기까지 많은 분의 도움과 헌신적인 노력이 있었습니다. 먼저 자신과 가족의 질병을 다른 사람에게 공개하는 것이 결코 쉬운 일이 아님에도 불구하고, 기꺼이 녹음기나 캠코더 앞에서 자신들의 경험담을 들려주신 분들이 있었기에 이 책이 나올 수 있었습니다. 같은 질병으로 고통을 겪고 있는 환우들을 위해 기꺼이 나서주신 분들께 이 자리를 빌려 다시 한 번 감사의 인사를 드립니다. 이와 더불어 인터뷰 대상자를 섭외하는 데 도움을 주신 분들에게도 감사드립니다. 개인적으로 도움을 주신 분도 많았고, 의료인, 환우회, 의료기관들도 적극적으로 도움을 주었습니다. 그 많은 분의 이름을 일일이 열거하지 못해 송구할 따름입니다.

특히 2009년부터 5년 동안 '질병체험이야기 프로젝트'에 헌신적으로 참여한 공동연구원과 전임연구원, 연구보조원 그리고 전사에 참여한 학생들에게 깊은 감사를 드립니다. 부족한 연구비 때문에 공동연구원들은 얼마 되지 않는 연구활동비마저 연구비로 내놓았고, 전임연구원들은 인터뷰 대상자가 있는 곳이면 전국 어디든 무거운 장비를 들고 찾아가 인터뷰를 하고 많은 시간을 들여 분석 작업을 수행했습니다. 이처럼 수많은 연구 참여자가 투철한 소명 의식을 갖고 희생적으로 참여한 덕분에 이와 같은 결과물이 나올 수 있었습니다.

마지막으로 '질병체험이야기 프로젝트'의 재정적인 기반을 제공해주신 한국연구재단과 이 책이 출판될 수 있도록 도와주신 한빛미디어 관계자들, 특히 김태헌 대표이사님과 박채령 팀장님께 깊이 감사드립니다.

이 책이 질병으로 고통받고 있는 분들께 소중한 정보와 따뜻한 위로가 되고, 질병 극복에 대한 희망을 드릴 수 있길 바랍니다.

질병체험이야기 연구팀
연구책임자 강창우

감수 글

전문가와 함께 살펴보는
유방암 환자들의 진솔한 체험담

이 책은 유방암을 앓는 여성들이 깊숙이 감춰왔던 자신의 이야기를 진솔하게 드러내 여러 사람과 공유함으로써 우리 사회 구성원들이 유방암 환자들의 삶에 진정으로 공감하고 함께 희망을 키워나가길 바라는 마음으로 만들었습니다.

유방암 발견부터 치료 과정과 치료 이후의 삶까지 몸소 체험한 내용을 담고 있는 이 책은, 암 환자로서 겪은 신체적인 고통, 분노와 절망 등의 심리적인 어려움, 가족 및 이웃과의 관계 등을 생생하게 전해줍니다. 무엇보다도 고맙고 반가운 것은 유방암 환자들이 이런 문제들을 슬기롭게 극복하면서 새로운 희망을 찾아가는 성공적인 메시지들이 함께 담겨 있다는 점입니다. 이 책을 통해 의료인들은 환자 중심의 의료 서비스를 제공하는 데 도움을 얻고, 일반 독자들은 유방암을 이겨낸 여성들의 고통을 공감하고 용기를 확인하는 한편 새로운 희망을 함께 찾아나감으로써 보다 좋은 사회를 만드는 데 기여할 수 있을 것으로 믿습니다.

자신의 고통스러운 경험을 공적인 세상에 드러내는 것이 쉽지 않은 사회적 여건 속에서도 인터뷰에 기꺼이 응해주신 50분의 유방암 여성들에게 진심으로 감사드립니다. 이들의 커밍아웃과 나눔은 일반인들이 암 환자들과 진정으로 소통할 수 있는 치유의 징검다리 역할을 할 것입니다. 또한 유방암 여성들을 만날 수 있도록 협조해주신 서울대학교병원과 서울아산병원 그리고 유방암 환우회인 비너스회, 라일락회, 핑크한양 및 한국유방암예방강사협회 회원들께도 감사드립니다. 전문가 인터뷰를 통하여 유방암에 대해 의학적 관점에서 정확하고 알기 쉽게 설명해주신 서울아산병원 유방내분비외과 안세현 교수님께도 이 자리를 통해 감사의 말씀을 드립니다.

아픈 사람과 건강한 사람 모두가 행복한 좋은 사회를 만들고자 하는 이 책의 궁극적인 목표를 되새기면서, 이 책을 통해 독자 여러분 모두 행복과 건강과 치유의 기회를 만날 수 있기를 기원합니다.

서울대학교 간호대학 교수
이명선

차례

여는 글 유방암을 앓고 있는 이웃들의 100퍼센트 리얼 스토리 _ 005
감수 글 전문가와 함께 살펴보는 유방암 환자들의 진솔한 체험담 _ 008

CHAPTER 01
그들은 이렇게 유방암을 발견했다

01 유방암의 전형적인 증상들 ······················· 015
    FAQ 유방암이란 무엇인가요? _ 022
02 다양한 유방암 진단 검사 ······················· 024
    FAQ 유방암 증상에는 어떤 것이 있나요? _ 030
03 내가 유방암이라고요? ························· 032
    FAQ 유방암을 조기에 발견하려면 어떻게 해야 하나요? _ 038
04 내가 왜 유방암에 걸렸을까? ······················· 041
    FAQ 유방암 진단을 위해 어떤 검사를 받아야 할까요? _ 048
05 넘치는 정보보다 정확한 정보가 중요하다 ··············· 050

CHAPTER 02
유방암 치료, 어떻게 하나

01 수술, 기본적인 유방암 치료법 ···················· 057
    FAQ 유방암의 수술 방법으로는 어떤 것이 있나요? _ 065
02 암세포를 제거하는 항암 화학요법 ·················· 067
    FAQ 수술 이후 부작용이나 합병증은 어떤 것이 있나요? _ 076
03 남은 유방에 암을 예방하는 방사선 요법 ··············· 078
04 호르몬을 억제하는 항호르몬 요법 ·················· 084
    FAQ 유방암 수술 후 치료 요법에는 어떤 것이 있나요? _ 091

05 표적 치료, 암세포의 증식을 방해하는 약물 치료법 · · · · · · · · · · · · · · · 094

CHAPTER 03
유방암 치료 후 부작용과 합병증 관리에 대하여

01 여성성을 잃었다는 상실감을 안겨주는 탈모 · 099
    FAQ 유방암 보조 치료의 부작용에는 어떤 것이 있나요? _109

02 팔이나 겨드랑이가 붓는 임파부종 · 111
    FAQ 유방암 환자가 일상생활에서 주의해야 할 점은 무엇인가요? _118

03 정서 안정으로 극복할 수 있는 심리적 스트레스 · · · · · · · · · · · · · · · · 120
    FAQ 유방암의 예후는 어떠한가요? _131

04 정기검진과 꾸준한 관리로 예방하는 재발과 전이 · · · · · · · · · · · · · 132
    FAQ 유방암의 재발이나 전이란 어떤 것인가요? _139

CHAPTER 04
수술 후 이렇게 일상생활을 이어가다

01 정기검진, 완치까지 꾸준히! · 143
    FAQ 유방암 수술을 앞둔 분들께 _146

02 건강한 식생활과 지속적인 운동 · 148

03 달라진 내 몸에 익숙해지기까지 · 159

04 일상생활 속 불편을 받아들이는 방법 · 167

05 성생활, 배우자와의 따뜻한 교감 · 176
    FAQ 유방암 환자의 성생활, 그 현실적인 문제들 _183

06 삶의 소중함을 다시 생각하다 · 185

CHAPTER 05
사회생활, 결국은 마음가짐이다

01 가족의 끊임없는 응원이 필요하다 · 195
02 주변의 조용한 응원이 더 큰 힘이 된다 · 203
03 환우회, 경험과 정보를 나누는 안식처 · 211
04 유방암 진단을 받은 이에게 유방암 환자가 · · · · · · · · · · · · · · · · · 218
05 의료인과 의료 제도에 대해 말하다 · 227

CHAPTER 01

그들은 이렇게 유방암을 발견했다

01 유방암의 전형적인 증상들

유방암 환자들은 암 진단을 받기 전 유방을 만졌을 때 멍울이 잡히거나 유두에서 분비물이 나오는 등의 전형적인 증상을 경험합니다. 겨드랑이에서 분비물이 나오거나 유두에 종기가 나는 경우도 있습니다. 때로는 멍울은 잡히지 않는데 유방의 통증을 느끼기도 합니다. 또 피로와 무기력감, 통증, 소화불량 등의 증세가 나타나기도 합니다. 하지만 안타깝게도 이런 전형적인 증상에도 불구하고 유방암이라고 예상하지 못하는 경우가 많습니다.

- [ ] 유방에서 딱딱한 멍울이 잡혔지만 암이라고는 꿈에도 생각하지 않았다.
- [ ] 몸이 굉장히 피곤했다.
- [ ] 생리 때처럼 가슴이 땡땡해졌는데 살이 쪄서 가슴도 커진 줄 알았다.
- [ ] 유방에서 노란색 고름이 나왔다.

- ☐ 갑자기 유두에서 붉은 피가 나왔다.
- ☐ 가끔씩 찌릿찌릿하는 통증이 나타났지만 멍울이 잡히진 않았다.
- ☐ 이불 꿰매는 굵은 바늘로 찌르는 듯한 통증이 왔다.
- ☐ 굉장히 피곤하고 등에 담이 걸린 것처럼 아팠다.
- ☐ 피곤하고 소화가 안 되고 토하고 그랬다.
- ☐ 이유 없이 짜증을 많이 냈다.

유방에서 딱딱한 멍울이 잡혔지만 암이라고는 생각지도 못했죠

목욕을 하는데 왼쪽 유방에서 딱딱한 멍울 같은 게 잡혔어요. 하지만 '혹시 암 아냐?'라는 의심조차 하지 않았어요. 내 몸에 대해, 내 유방에 대해 별로 아는 게 없었던 거죠. 통증이 있으면 '이상한데? 뭔가 있는 거 아닐까?'라고 생각하겠지만, 통증이 없었어요. 물론 신경은 쓰였죠. 아프진 않지만 뭔가 딱딱한 게 자꾸 만져졌으니까요. 그래서 보름 정도 있다가 병원에 갔어요. 그때도 '약을 먹으면 멍울이 풀리겠지.' 하고 생각했죠. 암이라는 생각은 꿈에도 하지 않았으니까요.

몸이 굉장히 피곤하더라고요

전과 달리 몸이 굉장히 피곤하더라고요. 평소 건강하다고 생각했는데, 뭔가 몸에 이상이 있다는 느낌을 받았죠. 컨디션도 안 좋고. 언젠가 알고 지내던 분이 자궁에 물혹 같은 게 생겼는데, 굉장히 피곤해하더라고요. 그것 때문에 수술도 했거든요. 그래서 나도 혹시 자궁에 물혹이 있나 싶어서 회사 근처 병원에 갔죠. "몸이 피곤해서 자궁 초음파를 받아보고 싶다."고 했더니 선생님께서 "자궁과 유방, 갑상선은 전부 호르몬으로 연결되어 있다."면서 유방 초음파를 같이 받으라고 그러시더라고요.

생리할 때처럼 가슴이 땡땡했어요

살이 찌면서 가슴도 커지는 거라 생각했어요. 생리할 때처럼 가슴이 땡땡하더라고요. 워낙 절벽 가슴이라 오히려 기분이 좋았죠. 40대 후반이니 나잇살이 찌잖아요. 그러면서 가슴도 큰다기에 그런 줄 알았던 거죠. 그런데 오른쪽은 아프지 않고 왼쪽만 유난히 아프더라고요. 그때 몸도 너무너무 피곤했어요. 오빠가 갑자기 돌아가시는 바람에 엄마 모시고 2~3개월 동안 중환자실을 들락날락했는데, 병원에 갈 때마다 지금까지 느끼지 못했던 피로를 느꼈어요. 당시 회사에서도 늘 늦게 퇴근하곤 했기 때문에 그런 게 겹쳐서 그런 줄만 알았죠.

유방에서 노란색 고름이 나오고
흰옷을 입으면 겨드랑이가 노랗게 젖었어요

유두에서 노란색 고름이 나오더라고요. 뭘 잘 모르니까 생리 때 나오는 그런 거겠지 했죠. 그런데 흰옷을 입으면 겨드랑이가 노랗게 젖는 거예요. 냄새도 나고. 이상하다 싶어서 병원에 갔죠. "혹시 제가 암내가 있나요?" 했더니 의사 선생님이 그런 건 아니라고 하더라고요. 지금 생각해보면 그것이 암의 전조증상이었던 것 같아요.

갑자기 유두에서
붉은 피가 나오더라고요

대중목욕탕에서 때를 미는데, 갑자기 유두에서 붉은 피가 나오더라고요. 놀라서 동네 병원을 찾아갔죠. 의사 선생님이 신경이 예민해서 그런 거니까 1주일 동안 신경안정제를 복용해보라고 처방을 해주시더군요. 그런데 약을 먹고 다음 날 다시 유두를 만져보았더니 여전히 붉은 피가 나오는 거예요. 단순히 신경안정제로 해결할 수 있는 문제가 아닌 것 같아서 대학병원으로 갔죠. 거기서 암 판정을 받았어요.

운동을 하다 보니까
유두에 종기가 생겼어요

한 3개월 운동을 하다 보니까 오른쪽 유두에 종기가 생기더라고요. 그때 빨리 병원에 가봤으면 좋았을 텐데, 집에서 내가 직접 손을 댔죠. 옛날에는 고약 같은 걸 붙이고 고름만 짜내면 괜찮아졌잖아요. 그런데 그게 문제였던 모양이에요. 갑자기 발병을 하더라고요.

가끔 찌릿찌릿하는 통증이 왔지만 멍울이 잡히진 않았어요

가끔 오른쪽 가슴이 찌릿찌릿하게 아팠어요. 예전에 아기 젖 먹일 때도 조금씩 통증이 있었기 때문에 대수롭지 않게 생각했죠. 친구들과 모임을 할 때도 "왜 이렇게 가슴이 아프지? 찌릿찌릿하지?" 그런 말을 했어요. 그때 바로 병원에 갔으면 좋았을 텐데, 몇 개월을 그냥 보내고 말았어요. 나중에 병원에서 진단받고 그런 생각이 들었죠. '그래서 거기가 그렇게 아팠나?' 여자들은 친구들하고 목욕을 가면 "우리 멍울 있나 볼까?" 그러면서 만져도 보고, 자가 진단도 해보고 그러잖아요. 그런데 저는 그런 게 없었어요.

이불 꿰매는 굵은 바늘로 찌르는 듯한 통증이 두 번 왔어요

1년 전 어느 날 밤이었어요. 왼쪽 가슴에 이불 꿰매는 굵은 바늘로 찌르는 듯한 통증이 오더라고요. 따갑다기보다는 깊고 무거운 통증이었죠. '이상하다. 갑자기 내 유방이 왜 이렇게 따갑지?' 그렇게 느꼈어요. 그리고 한 1년 정도 지난 다음 똑같은 증상이 한 번 더 왔어요. 그게 암 검사를 하기 6개월 정도 전이었어요.

굉장히 피곤하고
담이 걸린 것처럼 등이 아팠어요

한 2~3년 동안 스트레스가 심했는데, 말로 설명할 수 없을 정도로 피곤해서 그랬던 모양이에요. 처음에는 '내가 신경을 너무 많이 써서 그런가?' 하고 생각했는데, 그건 아니었던 것 같아요. 지금 생각해보면 그게 전조증상의 하나가 아니었나 싶어요. 그렇게 피곤하면서 마치 담에 걸린 것처럼 등이 아팠어요. 파스도 붙여보고 물리치료도 받고 사우나에서 찜질도 해봤지만 그게 없어지질 않더라고요. 나중에 알고 보니까 유방암 환자들 대부분이 그런 증세가 있더라고요. 그런데 저는 미련하게도 병원에 가보지 않고 버틴 거죠.

사실 우리 같은 암 환자는 절대로 피로하면 안 되거든요. 지금 7년이 지났는데도 스트레스를 약간만 받으면 몸이 굉장히 피곤해지는 걸 느껴요. 예전에는 무시하고 지나쳤지만 지금은 반응이 더 빨리 와서 무시할 수가 없어요.

피곤하고 소화가 안 되고
토하고 그랬어요

우선 굉장히 피곤했어요. 처음에는 젊었을 때 하도 일을 많이 해서 그런 줄 알았죠. '나이를 먹으니까 젊을 때 고생한 게 이렇게 나타나는구나.' 하고 생각했어요. 그런데 음식을 먹으면 잘 얹히고 소화가 안 되는 거예요. 원래는 뭐든지 먹으면 금방 소화가 돼 주변 사람들이 "너는 20대도 아닌 애가 돌멩이도 소화시키겠다." 그런 얘기를 할 정도였는데, 그게 안 되더라고요. 그래서 혼자 진단을 하고, 소화제 사다가 먹고 일을 했죠. 그렇게 약을 먹어도 소화가 안 되고, 토하고 그러더라고요.. 그래서 이상한 생각이 들어 병원에 갔더니 유방암 진단이 나온 거죠.

이유 없이 짜증을 많이 냈어요

아무것도 아닌 일로 신경질을 부리고 짜증을 많이 냈어요. 그리고 건망증이 생긴 것처럼 뭘 자꾸 잊어버리고 그러니까 남편이 정신병원에 한번 가보자는 얘기까지 하더라고요. 그때가 병원에서 진단을 받을 무렵이었어요.

몸이 굉장히 피곤하고 어깨가 정말 아팠어요

왼쪽 가슴과 겨드랑이 쪽에서 멍울 같은 게 만져졌어요. 그리고 힘들게 일하는 것도 아닌데 몸이 굉장히 피곤하더라고요. 머리도 아프고, 어깨도 아프고. 어깨가 너무 아파서 남편이 어깨를 주물러주고 그래야 아침에 일어날 수 있을 정도였죠. 진통제는 거의 매일 먹다시피 했고. 그래서 검사를 받아본 거예요.

유방암 전문가의 FAQ

유방암이란 무엇인가요?

유방암은 말 그대로 유방에 생기는 암입니다.

유방 안에는 젖을 만들어내는 유선이라는 조직이 있는데, 여기서 만들어진 젖이 유관을 타고 흘러 유두를 통해서 밖으로 배출됩니다. 이와 같은 유선이나 유관의 세포에 암이 생기는 것이 바로 유방암입니다. 대부분의 유방암은 유선이 아닌 유관에서 발생합니다. 미국이나 유럽에서는 옛날부터 가장 흔한 여성 암이었지만, 우리나라에서는 2001년부터 흔해졌습니다. 최근에는 갑상선암이 워낙 많이 발견돼 2위가 되긴 했지만, 임상적으로는 여전히 가장 중요한 암이라 할 수 있습니다.

이 외에도 우리나라 유방암은 서양의 유방암과 다른 특징이 있습니다. 외국에서는 대부분 폐경 이후에 발병하는데 우리나라는 폐경 이전에 발병하는 환자의 비율이 대략 60퍼센트나 된다는 점입니다. 보통 의학적으로는 쉰 살 이전의 환자를 젊은 환자라고 부르는데, 이를 기준으로 보면 우리나라는 젊은 환자의 비율이 상당히 높은 편입니다.

우리 할머니 세대는 유방암이 생길 만한 환경에 거의 노출이 안 됐지만, 전후 세대는 해방과 6.25전쟁을 겪으면서 물밀 듯이 쏟아져 들어온 서양 문화 속에서 상대적으로 유방암이 많이 발생하는 환경에 노출됐다고 볼 수 있습니다. 물론 앞으로 20~30년이 지나면 지금의 젊은 세대가 나이를 먹기 때문에 현재 외국에서 보이는 패턴을 따라가게 될 것으로 예상됩니다.

02 다양한 유방암 진단 검사

유방암 환자 중에는 유방에 이상을 느껴 스스로 검사를 받은 경우도 있고, 신체검사나 건강검진을 하다 우연히 발견된 경우도 있습니다. 유방암은 사진 촬영이나 초음파 검사, 조직 검사, MRI 검사 등으로 진단합니다. 하지만 기본적인 검사에서 진단을 내릴 수 없는 경우에는 다른 검사를 병행하기도 합니다.

진단 검사를 받을 때 동반되는 통증과 어려움, 검사 자세 때문에 힘들었다고 말하는 환자들도 있습니다.

- ☐ 유방 초음파를 하다가 유방에 뭐가 있다는 것을 발견했다.
- ☐ 초음파상에 이상이 있어 조직 검사를 했다.
- ☐ 석회질 지점을 찍어 누른 상태에서 주삿바늘을 꽂아 조직을 떼어냈다.
- ☐ 맘모그래피를 찍어보고 조직 검사 권유를 받았다.

- ☐ 일반 엑스레이 촬영 다음에 초음파 검사와 생검술을 했다.
- ☐ 조직 검사를 할 때 바늘을 깊이 넣어서 아팠다.
- ☐ 마취도 안 하고 계속 위치를 찾아 기절할 뻔했다.
- ☐ MRI는 숨도 크게 못 쉬는 힘든 검사다.
- ☐ 건강검진을 하다가 초음파 검사를 권유받고 조직 검사를 했다.

유방 초음파 검사를 했는데 유방에 뭐가 많이 보인다고 하더라고요

유방 초음파 검사를 했는데 선생님이 저더러 유방암 초음파 검사를 해본 적이 있느냐고 묻는 거예요. "한 3~4년 전에 유방이 따끔따끔해서 초음파를 받아봤는데 아무 이상이 없다고 했어요. 그래서 잊고 살았어요." 그랬더니 유방에 뭐가 많이 보인다는 거예요. 순간 제가 "그럼 유방암이에요?" 하고 물었죠. 제가 놀랄까 봐 그랬는지 유방암이라는 얘긴 안 하고, 뭐가 많이 보인다는 얘기만 하더라고요. 그때 느낌이 딱 왔죠. '뭔가 이상이 있구나!'

엑스레이상에는 아무 이상이 없었는데 초음파상에 이상이 있었어요

건강검진을 받았는데 엑스레이상에는 아무 이상이 없다고 나왔어요. 그래서 "선생님, 여기에 뭔가 좀 만져지는 것 같은데, 이건 뭘

까요?" 하고 물어봤더니 초음파를 찍어보자고 하더라고요. 그런데 초음파상에 이상이 있다고 나온 거예요. 바로 대학병원으로 연결해줘서 주삿바늘처럼 생긴 것으로 조직을 떼어 조직 검사를 했죠. 거기서 이상 세포가 발견돼 2차로 조직 검사를 했어요.

방사선과에서 주삿바늘을 꽂아 조직을 떼어냈어요

제가 마흔여섯 살 때부터 찍은 사진을 보면 깨끗한데, 올해는 뭐가 있대요. 석회암 같은 게. 그러니까 검사를 전부 해보자고 그러더라고요. 그날 검사를 이것저것 다 했는데, 뭔가 이상한 게 있다면서 조직 검사를 해보자는 거예요. 조직을 떼는 건 외래로 못하고 수술실에서 해야 된다기에 날을 잡아서 입원을 했죠.

방사선과에 가니까 석회질이 있는 지점을 찍어 누른 상태에서 커다란 주삿바늘을 가슴에 꽂았고, 침대에 누운 채 수술실로 올라갔어요. 이틀 만에 응급으로 검사 결과가 나왔는데, 유방암이래요.

맘모그래피를 찍어보더니 세포 변형이 너무 많이 됐대요

왜 정밀 검사를 해야 하냐고 물었더니, 엑스레이를 찍어 세포가 어떻게 됐는지 정확하게 봐야겠다고 하더라고요. 그래서 초음파를 찍은 다음 맘모그래피라는 유방 엑스레이까지 찍었어요. 그걸 보더니 세포 변형이 너무 많이 됐대요. 저는 '세포 변형'이 무슨 말인지 몰랐죠. 그래서 조직 검사를 했는데, 1주일 뒤에 결과를 보러 오라면서 선생님이 그러더라고요. "결과가 정말 안 좋을 것 같다. 마음 단단히 먹고 와라." 그리고 1주일 뒤에 유방암이라는 결과가 나온 거죠. 그 말씀을 듣는데 머릿속이 온통 하얘졌어요.

일반 엑스레이 촬영을 한 다음 초음파 검사와 생검술을 했어요

처음에는 일반 엑스레이 촬영을 했죠. 그 다음에 초음파 검사를 했고요. 초음파 검사하는 선생님이 "수상한 멍울이 보인다. 멍울이 양성인지 악성인지 알려면 생검술을 해봐야 한다."고 말씀하시더라고요. 그때는 생검술이 뭔지도 몰랐죠. 하지만 "일단 조직을 떼어봐야 한다."고 하니까 그렇게 할 수밖에 없잖아요. 조직 검사 후 최종적으로 유방암 3기 A라는 진단을 받았어요.

> **tip**
>
> • 맘모그래피(mammography)는 손으로 만져지지 않는 유방암을 촬영해내는 특수 유방촬영술로, 무증상 여성의 유방암 검진에 주로 쓰입니다. 특별히 고안된 플라스틱 판으로 유방을 꼭 눌러서 찍는데, 많이 눌러서 유방이 납작해질수록 방사선 노출이 적고 유방 내부가 잘 보여 작은 암도 잘 진단할 수 있습니다.
>
> • 유방암 조직 검사를 하기 위해 환자의 유방에서 조직을 떼어내는 방법을 생검이라고 합니다. 생검은 수술 없이 시행하는 방법과 수술을 통한 생검으로 분류할 수 있습니다. 전자에는 미세침 흡인 세포 검사, 중앙부 절침 생검 그리고 맘모톰 검사가 포함되며, 후자에는 절개 생검과 절제 생검이 포함됩니다.

조직 검사를 하는데, 바늘을 깊이 넣으니까 좀 아프더라고요

어느 날 양성 종양 밑에서 여드름처럼 좁쌀만 한 게 잡히기에 그것을 눌러봤더니 젖이 도는 것처럼 팔까지 짜르르 하더라고요. 느낌이 좀 싸한 게, 뒤통수가 멍하다고 할까? 뭔가 이상하다는 생각이 들어 3~4일 뒤 병원에 갔어요. 선생님이 "안 좋아요. 안 좋아요." 이렇게 얘기하기에 그날 모든 검사를 다 했죠. 그 병원의 좋은 점이 위험한 병은 그날 검사가 다 이루어진다는 거예요. "내일 오세요." 이게 아니고 "이분 급행이야!" 하는데, 뭔가 느낌이 이상했죠. 그러고 나서 조직 검사를 하는데, 좀 아프더라고요. 바늘을 깊이 넣으니까.

수술할 때는 괜찮았는데 검사하는 게 힘들었어요

수술하기 5년 전이니까 서른 몇 살 때였네요. 둘이 검사를 하러 갔는데 저한테만 연락이 왔더라고요. 유방 속에 콩알만 한 종양이 있다고 재검을 하자는 거였죠. 수술할 때는 괜찮았는데 검사를 하는 게 힘들었어요. 마취도 안 하고 큰 철사를 꽂은 채 계속 사진을 찍으면서 혹을 찾는 거예요. 얼마나 힘들었는지 기절도 한 번 했어요. 그렇게 1박 2일 입원해서 검사를 했는데, 양성으로 나온 거죠. 그 후 6개월에 한 번씩 검사를 했어요.

MRI는 숨도 안 쉬어야 하는 힘든 검사예요

초음파는 누워 있으면 그냥 기계를 갖다 대니까 간단한데, MRI는 꽤 힘들더라고요. 40~50분 정도 탁 엎드린 채 팔을 위로 뻗고는 숨도 크게 쉬면 안 되거든요. 되도록 움직임이 적어야 결과가 정확하게 나오기 때문이죠. 기계 소리도 시끄러운데, 꼼짝도 하지 못하고 있었어요.

건강검진을 하다가
초음파 검사 권유를 받았어요

2011년 봄에 건강검진을 했는데, 의사 선생님이 조밀유방이라며 초음파를 해보라고 권하셨습니다. 제가 다니던 산부인과 선생님한테 말씀드렸더니, 외과 선생님을 소개해주셨어요. 외과에서 맘모그래피를 하고 초음파 검사를 했는데, 선생님이 유방 안에 석회가 있다면서 "조직 검사를 다시 한 번 해보자."고 하셨어요. 그러고 좀 있다가 조직 검사 결과가 나왔는데, 관상피내암이라고 하더군요. 그러니까 유방암 0기인 셈이죠.

유방암 전문가의 FAQ

유방암 증상에는 어떤 것이 있나요?

위나 간 같은 장기는 우리 몸속에 있기 때문에 눈으로 보거나 만질 수가 없습니다. 반면에 유방은 밖으로 나와 있는 기관이기 때문에 눈에 보이거나 만져지는 게 특징입니다. 어느 날 가슴을 만지다가 뭔가 정상 조직과는 다른 이상한 덩어리를 발견하곤 하는데, 전체 환자 중 대략 60~70퍼센트는 이런 형태로 암을 발견하며, 대부분 통증이 없지만 일부 환자는 통증을 느끼기도 합니다.

두 번째는 유두에서 분비물이 나오는 증상을 꼽을 수 있습니다. 분비물은 맑을 수도 있고 노란색을 띨 수도 있는데, 때로는 피가 나오기도 합니다. 피가 나온다고 해서 모두 유방암은 아니지만 일단 의심해봐야 합니다. 유두에는 보통 4~5개의 유관이 있는데, 그중 한 유관에서 지속적으로 피가 나온다면 유방암일 확률이 높습니다.

세 번째는 피부 함몰 혹은 유두 함몰이 나타날 수 있습니다. 암이 자라면서 유방이나 유두의 피부를 안으로 끌어당기기 때문에 이런 현상이 나타납니다. 겉으로는 잘 보이지 않지만, 팔을 위로 들면 피부가 끌려 올라가 확실히 구별할 수가 있습니다.

좀 특별한 유방암의 형태이긴 하지만, 유방암이 진행되면서 피부 부종이 올 수도 있습니다. 한마디로 유방 피부가 부어서 귤껍

질처럼 작은 구멍 같은 게 생기는 현상입니다. 또 일부 환자들은 염증성 유방암이라고 해서 유방 피부가 전체적으로 염증이 생긴 것처럼 뻘겋게 보이는 경우도 있습니다. 이런 경우에는 자칫 유선염이 생겼다고 오해할 수도 있기 때문에 일단 병원에 가서 상담을 받아보는 것이 좋습니다.

또 유방이 아니라 겨드랑이에서 뭔가 만져지는 경우도 있습니다. 이는 겨드랑이 임파선에 생긴 암이 퍼지면서 나타나는 현상일 수도 있습니다. 따라서 자가진단을 할 때는 유방만이 아니라 임파선이 같이 연결된 겨드랑이도 유의해야 합니다.

한편 유방암이 심할 때는 고름이나 피가 나오는 등의 극단적인 경우도 있고, 유방의 형태가 통째로 바뀔 수도 있으므로 미리미리 체크해두는 게 좋습니다.

> **tip**
> 이런 증상이 나타난다면 일단 의심해봅시다!
>
> - 유방에서 만져지는 덩어리 혹은 두꺼워진 유방.
> - 유두 주위의 지속적인 피부 홍조.
> - 유두 주위의 발진 또는 벗겨짐.
> - 유방의 함몰 또는 퇴축.
> - 유두 분비물.
> - 유두의 위치 변화.
> - 작열감, 찌르는 듯하고 따끔따끔한 느낌.

03 내가 유방암이라고요?

대부분의 유방암 환자들은 암이라는 말을 처음 들었을 때 절망과 분노, 회환, 두려움과 같은 감정을 느낍니다. 진단을 불신하거나 창피해하는 환자도 있습니다. 이들이 창피함을 느끼는 이유는 신체적 변화를 스스로 느끼지 못했다는 것, 그리고 여성성과 관련된 질병이라는 심적 부담감 때문입니다.

- ☐ 유방을 절제해야 한다는 말에 큰 충격을 받았다.
- ☐ 마른하늘에 날벼락이라는 말을 실감했다.
- ☐ 내가 무엇을 잘못해서 이런 일이 생겼나 하는 회환이 들었다.
- ☐ 암은 곧 죽음이라는 생각에 굉장히 두려웠다.
- ☐ 수술만 하면 나을 수 있다고 생각했다.
- ☐ 내 몸에 이상이 있다는 걸 몰랐다는 게 창피했다.

☐ 여성성과 관련된 병에 걸렸다는 게 창피했다.

유방을 절제해야 한다는 말에
큰 충격을 받았어요

세상을 살다 보면 누구나 고통을 겪잖아요. 그런데 암 진단을 받으니 그것 하나만으로도 굉장히 두렵더라고요. 하지만 아이러니하게도 암 진단 그 자체보다 유방을 절제해야 한다는 말이 더 큰 충격이었어요. 그래서 선생님께 "부분적으로라도 좀 남겨달라."고 사정했지만, 전체를 절제할 수밖에 없었죠. 그런 다음 우울증 비슷한 게 좀 왔었어요.

'마른하늘에 날벼락'이라는 말을
실감했어요

병원에서 8박 9일인가 있으면서 조직 검사를 했는데, 주치의 선생님이 "거의 0기에 가깝다."면서 다른 사람에 비하면 아주 가벼운 암이라고 하더라고요. 항암 치료와 방사선 치료를 안 받아도 된다는 거예요. 그때가 마흔두 살이었는데, 암에 대해서 너무 몰랐기 때문에 그런 얘기를 들으면서도 '이제 몇 개월 안에 죽겠구나!' 그렇게 생각했죠. 드라마에서만 보던 일이 나한테 생기리라고는 상상도 못했어요. 학교 다닐 때 '마른하늘에 날벼락'이라는 말을 배

왔는데, 그게 어떤 뜻인지 실감되더라고요.

내가 뭘 잘못해서 이런 일이 생겼나 하는 회환이 들더라고요

처음에는 '내가 뭘 잘못해서, 무슨 죄를 지어서 이런 일이 생긴 거지? 남한테 악하게 안 하고, 손가락질 받을 행동을 하고 살지는 않은 것 같은데 왜 하필 내가?' 이런 회환이 굉장히 강하게 들더라고요. 그래도 큰아이 대학원, 작은아이 대학 졸업시킨 다음에 진단을 받아서 좀 다행이었죠. 물론 '쟤네들 결혼이나 시키고 갈 수 있을까?' 그런 생각은 들었지만…….

가슴이 아팠던 것은 치료 받느라 왔다 갔다 하면서 신생아들을 볼 때였어요. 늘 딸이 저하고 함께 다녔는데, 신생아들을 볼 때마다 제가 그랬죠. "애기들이 정말 예쁘네. 너희들 애기 하나씩은 내가 키워주려고 생각했는데, 과연 너희들 애기를 볼 수나 있을지 모르겠다." 그랬다가 딸한테 많이 혼났죠. "엄마, 나는 둘 낳을 거니까 꼭 엄마가 둘 다 키워줘야 돼!" 그러더라고요.

암은 곧 죽음이라는 생각이 들어 두려웠어요

암이라고 하면 사형선고를 받은 것 같은 느낌이 들잖아요. 살면서 그런 얘기를 흔히 하죠. "배불러서 죽겠다, 좋아서 죽겠다." 뭔가 힘들 때는 "죽고 싶다."는 말도 많이 쓰고요. 그런데 막상 진짜 죽음과 바로 연결되니까 그 자체가 굉장히 두려웠던 것 같아요. 실제로 치료를 해보면 아무것도 아닌데, 당시에는 죽음이 바로 다가와 있는 것 같으니까 나도 모르게 겁을 내지 않았나 그런 생각이 들어요.

멍한 상태에서
오진일지도 모른다는 생각도 했어요

한편으로는 '수술만 하면 나을 수 있어.' 이런 자신감도 있었고, 또 한편으로는 걱정도 되고 그랬죠. 대학병원에서 복원 수술을 받았는데, 그때까지 복원 수술을 한 사람을 못 봤고, 그 고통이 얼마나 큰지 몰랐어요. 그래서 두려움도 별로 없었죠. 한편으로는 수술 받는 동안만이라도 내가 암이라는 걸 생각하고 싶지 않았어요. 그러면서 '오진이 아닐까?' 하는 생각을 했어요. 처음 진단을 받았을 때는 식구들 보는 앞에서 울 수가 없으니까 화장실 들어가서 혼자 울었어요. 거의 정신이 없었죠. 멍한 상태였어요.

내 몸에 이상이 있다는 걸
몰랐다는 게 창피했어요

다들 나한테 건강 체질이라고 했어요. 그런 내가 암에 걸리리라고는 꿈에도 생각 못했죠. 우리 집안에 유방암 같은 걸 앓은 사람도 없었거든요. 처음에는 창피했어요. 내 몸이 그렇게 된 줄도 모르고 살았나 싶어서요. 남편은 아직 초기인 줄 알고 있어요. 2기 경과된

걸 아직 모르죠. 내가 초기라고 얘기하고 다녀서 다들 "초기에 발견되어서 정말 다행이다." 그래요.

5센티미터나 되는 혹을
발견하지 못한 데 대해 자책을 많이 했어요

초음파 검사 후 조직 검사를 한번 해보자고 하셨는데, 거기서 유방암 진단을 받았습니다. 그때 충격은 이루 말할 수가 없어요. 평상시 몸이 약하거나 그랬다면 '그럴 줄 알았다.'고 생각할 수도 있지만 저는 그때까지 독감은커녕 감기도 한번 걸리지 않았거든요. 그래서 '뭔가 잘못된 것 같다. 오진이다.' 싶어서 큰 병원에 가서 다시 검사를 했죠. 결과는 마찬가지였어요.

그때 멍울이 5센티미터였어요. 제가 사우나를 엄청 좋아해서 늘 1개월 티켓을 끊어놓고 다녔는데도 그것을 발견하지 못했다는 게 굉장히 한심했어요. 사우나는 좋아했지만 제 유방엔 관심이 없었던 거죠. 5센티미터나 되는 혹을 발견하지 못했다는 것에 대해 굉장히 자책을 많이 했어요.

여성성과 관련된
병에 걸렸다는 게 창피했어요

내 나름대로 세상의 기준에 맞춰서 크게 어긋나지 않고 열심히 살아왔는데 이런 병에 걸렸구나 하는 느낌이 컸어요. 물론 삶의 방식과 암은 별로 연관이 없지만, 그때는 그랬죠. 그리고 여성성과 관련된 병에 걸렸다는 게 창피하기도 했어요. 한편으로는 내가 전생의 업보가 큰 것은 아닐까 하는 생각도 들었고요. 우리 애가 하나였기 때문에 아이를 하나 더 낳을 수도 있다는 마음을 먹고 있었는데, 모든 것이 끝났구나 하는 그런 느낌이 컸죠. 그리고 유방을 절제해야 한다는 상실감도 컸어요.

유방암 전문가의 FAQ

유방암을 조기에 발견하려면 어떻게 해야 하나요?

다른 모든 암과 마찬가지로 유방암도 조기 발견이 매우 중요합니다. 이른 시기에 조치를 해야 완치 확률이 높아지기 때문입니다. 유방암 조기 발견에서 중요한 것은 세 가지입니다. 첫 번째는 유방 자가 검진입니다. 유방 자가 검진은 눈으로 유방의 이상을 확인하는 '시진'과 손가락 끝마디로 멍울을 확인하는 '촉진' 방법이 있습니다.

자가 검진은 우선 시진부터 시작합니다. 대형 거울 앞에 서서 양팔을 옆으로 내린 상태와 모두 올린 상태에서 각각 양쪽 유방을 비교해봅니다. 가장 먼저 살펴야 할 것은 양쪽 유방의 크기입니다. 대부분의 정상 여성은 양쪽 유방의 크기가 다릅니다. 그런 다음 유방 피부에 함몰 부위나 평평한 곳이 있는지 자세히 살펴봅니다. 이와 함께 유방 피부의 색깔 변화, 두꺼워짐 또는 부종 및 정맥 상태 등을 보며 양쪽 유방을 비교합니다. 특히 유두의 크기가 달라졌는지, 모양이 평평하거나 함몰되었는지, 유두의 방향이 달라지거나 발진, 궤양 및 분비물 등이 나타나는지 등등 유두의 변화에 주의를 기울여야 합니다.

다음 단계는 촉진입니다. 둘째·셋째·넷째 손가락 끝마디의 안쪽 면으로 동전만 한 동그라미를 그리면서 손의 반대쪽 유방 전체를 타원형이나 방사형으로 빠진 곳 없이 골고루 만져봅니다.

이때 중요한 것은 유방을 '쥐는' 것이 아니라 '눌러야' 한다는 것입니다. 그런 다음 유두를 같은 방식으로 눌러 종괴가 있는지 확인하고, 엄지와 검지로 유두를 상하좌우로 짜보아서 핏빛 분비물 등이 나오는지 확인합니다. 마지막으로 쇄골 윗부분과 겨드랑이를 촉진합니다. 검사하는 쪽의 팔을 30도 정도 벌리고 팔과 어깨의 힘을 완전히 뺀 다음 유방 촉진과 같은 방법으로 멍울이 만져지는지 확인합니다. 서 있는 상태에서 시진과 촉진을 끝낸 다음 똑바로 누워서 같은 방법으로 촉진을 합니다. 이때 검사하는 쪽의 어깨 밑에 수건을 접어서 놓고 팔을 머리 위로 올리는 것이 좋습니다.

젊은 여성들은 월경이 끝난 지 1주일 정도 됐을 때 유방이 가장 부드럽기 때문에 그때 만져보는 게 제일 좋고, 나이 드신 분들은 대략 1일이면 1일, 10일이면 10일 식으로 어떤 특정한 날을 정해서 1개월에 한 번씩 만져보면 됩니다.

두 번째는 유방 진찰입니다. 사실 일반인들은 유방을 만져보고 이상이 있다는 것을 감지하기가 쉽지 않습니다. 특히 젊은 여성들은 비교적 유방이 큰 데다 조직이 치밀하고 빵빵하기 때문에 본래 자기 조직인지 혹은 무슨 이상이 있는지 구분하기 어려운 경우가 많습니다. 따라서 전문의한테 진찰을 받아보아야 비교적 정확하게 알 수 있습니다.

세 번째는 맘모그래피 즉, 유방 사진 촬영입니다. 즉, 엑스레이를 찍어보는 거죠. 사진 촬영을 하면 암이 겉으로 드러나기 전

상태에서 발견되는 경우가 많습니다. 본래 유방이 너무 치밀해서 사진이 잘 안 보이는 경우에는 유방 초음파를 같이 진행합니다. 조기 발견을 위한 세 가지 진단법 가운데 촬영법이 가장 중요하다고 할 수 있습니다.

세 가지 진단법 가운데 자가 검진은 서른 살부터는 하는 게 좋습니다. 그리고 마흔 살 정도 되면 1년 내지 2년에 한 번 정도 의사에게 진찰도 받고, 사진이나 초음파도 찍으며 정기적으로 검사하는 게 좋습니다.

옛날에는 95퍼센트에 달하는 유방암 환자가 '증상'이 있었기 때문에 발견할 수 있었습니다. 그런데 지난해의 통계를 보면 환자의 30퍼센트가 별다른 증상이 없었습니다. 즉, 검진을 하다가 우연히 발견한 환자가 대략 30퍼센트라는 얘기입니다. 특히 최근에는 그런 환자의 비율이 상당히 증가했습니다. 따라서 별다른 증상이 없더라도 매월 유방 자가 검진과 함께 정기적으로 전문가의 검진을 받아야만 합니다.

04 내가 왜 유방암에 걸렸을까요?

유방암 환자들은 유방암의 원인이 아직 완전히 밝혀지지 않았다는 사실을 알고 있습니다. 그래서 대부분이 자신이 유방암에 걸린 원인을 정확히 알지 못합니다. 그러나 많은 유방암 환자가 생활환경에서 받은 스트레스와 예민하고 내성적인 성격으로 인해 받은 스트레스, 약물, 불규칙한 식생활 습관 등을 발병 원인으로 꼽고 있습니다. 갱년기 증상을 치료하기 위해 복용한 호르몬제를 발병 원인으로 생각하는 환자도 있습니다. 반면에 어떤 환자는 생활 습관이 건강하고 모유수유를 했으며 유전 요인도 없었는데 유방암에 걸린 데 대해 분노를 느낀다고 말합니다.

☐ 결혼 생활에서 받은 스트레스를 풀지 않고 누르고 살아서 그런 것 같다.
☐ 무엇이든 완벽하게 해놓지 않으면 안 되는 내 성격이 문제였다.

- ☐ 10년 이상 먹은 호르몬제 때문이라고 생각한다.
- ☐ 자궁 적출 수술을 한 뒤 호르몬제를 5년 반이나 먹었다.
- ☐ 나의 생활 습관이 암을 부른 원인이 아니었나 싶다.
- ☐ 무리한 다이어트로 영양 불균형이 생겨서 발병한 것 같다.
- ☐ 가족력도 없고 생활 습관도 건강했다. 통계가 모두 빗나간 느낌이다.

결혼 생활에서 받은 스트레스를 억누르고 살아서 그러지 않았나 생각해요

고기 같은 건 먹지 않았어요. 시부모랑 함께 살면서 스트레스를 많이 받아서 그런 게 아닐까 싶어요. 고부간의 갈등 때문이죠. 지금은 성격이 완전히 바뀌어 화나는 일이 있으면 남편한테 폭발하는데, 전에는 남편이나 시어머니, 시누이들한테 받은 스트레스를 꾹꾹 눌러 참았거든요.

뭐든 완벽하게 해놓지 않으면 스트레스를 많이 받는 제 성격 탓이죠

저는 스트레스를 많이 받는 성격이에요. 일종의 완벽주의자거든요. 그래서 '내가 나를 스스로 이렇게 만들었다.' 하면서 자책을 많이 했어요. 뭐든지 완벽하게 해놓지 않으면 직성이 안 풀리고, 내 손으로 일을 해결해야 하고, 누군가 나한테 뭐라고 하면 못 참아요. 살면서 스트레스를 안 받을 수는 없는데, 저는 남편도, 가족도, 내 자신도 용서를 못할 때가 있었어요. 그리고 '남들은 다 잘하는데 너는 너 자신을 위해서 뭐를 했어?' 그러면서 내 자신을 인정해주지 않았던 거죠. 물론 열심히는 살았어요. 하지만 나이를 먹어가면서 뭔가를 보여줘야 하는데, 아무것도 보여줄 수가 없으니까 스트레스를 받았던 거죠.

내면적으로 스트레스를 너무 많이 안고 갔던 것 같아요

제 성격이 좀 심하게 내성적이라 싫은 걸 남한테 표현을 못해요. 남들이 싫은 얘기를 해도 그걸 그냥 다 받아들이죠. 그러니까 시어른들 모시면서도 신랑하고 싸워본 적이 없고, 시어머니한테 말대꾸 한번 해보지 못하고 혼자서 삭였죠. 그러면서 내면적으로 그 스트레스를 다 안고 갔던 것 같아요.

스트레스를 너무 받아서 면역력이 떨어진 것 같아요. 면역력이 떨어지면 누구나 암세포가 생긴다고 하잖아요. 면역력이 강하면 암세포가 다 죽어버릴 텐데, 스트레스가 쌓이고 면역력이 떨어지니까 암세포가 죽지 않고 오히려 더 강해지는 거죠. 그런 생각이 들더라고요.

10년 이상 먹은 호르몬제 때문이라고 생각해요

호르몬제를 너무 오래 먹었다는 생각을 해요. 10년 이상 먹었으니까요. 예전부터 매스컴에서는 호르몬제를 5년 이상 먹지 말라고 했는데, 의사 선생님은 "제일 약한 거니까 먹어도 괜찮다." 그러시더라고요.

유방암 환자들은 "유방암이 왜 생겼을까?" 하고 물어보면 대부분 '스트레스 때문'이라고 손을 들더군요. 그런데 저는 두 가지로 봐요. 하나는 스트레스 때문이고 또 하나는 10년 이상 먹은 호르몬제 때문이라는 거죠.

갱년기가 시작되면서 호르몬제를 4년 정도 먹었어요

마흔여덟, 마흔아홉쯤 갱년기가 시작되면서 호르몬제를 먹었어요. 직장을 다니느라 몸이 힘들어서 검사를 받은 다음 먹기 시작했죠. 한 4년 먹은 것 같네요. 그래서 지금은 '호르몬제 영향이 아닐까?' 그런 생각을 많이 하고 있어요. 방송에서도 처음에는 호르몬제가 유방암에 안 좋다고 그랬잖아요. 나중에는 괜찮다고 내용이 바뀌었지만 내가 유방암에 걸리니까 '그것 때문이 아닐까?' 하는 생각이 많이 들어요. '그럴 줄 알았으면 먹지 말걸. 그냥 견딜걸.' 그런 생각이 드는 거죠.

자궁 적출 수술을 하고 나서
먹기 시작한 호르몬제 때문이에요

40대 초반에 자궁 적출 수술을 받았는데, 그때 선생님이 "아직 젊으니까 10년 이상 약을 먹어야 됩니다." 그러더라고요. 그래서 약을 5년 반이나 먹었어요. 저는 호르몬제 때문에 유방암이 발병했다는 것을 절실하게 느끼는데, 정작 산부인과 선생님은 호르몬제의 유방암 발병 위험성에 대해서는 전혀 이야기하지 않았어요. 1년에 한 번씩 검진을 하라는 얘기도 들어보지 못했고요.

 제가 약 먹는 걸 엄청 싫어했어요. 본래 술을 한 모금도 못 마시고 가스활명수나 박카스만 먹어도 취하거든요. 그래서 약 먹는 것을 거부했더니 보약이라고 생각하고 먹으라는 거예요. 그래서 먹기 시작했죠. 그렇게 약을 먹는 동안에 유방암이 생겼어요. 지금 와서 누구를 원망하지는 않지만, 내 자신이 의학 상식이 없었던 것, 내가 좀 많이 부족했던 것에 대해 후회가 많이 남네요. 1년에 한 번씩이라도 검진을 해봤다면 좋았을 텐데…….

저의 모든 생활 습관이
암을 부르는 원인이 아니었나 싶어요

제가 30대 때까지는 지방질이 있는 음식을 좋아했어요, 닭고기도 살코기보다는 껍질처럼 부드럽고 지방질이 많은 부분을 좋아했어요. 그것이 원인의 하나였던 것 같아요. 그 다음이 스트레스죠. 그리고 운동도 전혀 안 했고……. 저의 생활 습관이 모두 잘못된 것 같아요. 스트레스를 푸는 방법도 없었고, 음식도 가리지 않고 뭐든지 먹었고, 운동이라는 것도 전혀 몰랐으니까요.

모유수유를 안 해도 그렇다는데, 애기들 키울 때 저는 모유수유를 안 했거든요. 생리도 좀 일찍 한 편이고요. 제 나이 때는 보통 중학교 2학년, 3학년 때 많이 했는데 저는 중학교 1학년 때 했던 것 같아요. 하여튼 여러 가지로 악조건이 많았어요.

무리한 다이어트로 영양 불균형이 같이 와서 그런 것 같아요

다이어트를 굉장히 많이 했어요. 한약 같은 것도 많이 복용했죠. 그런 것들 때문에 내 몸이 많이 상하지 않았나, 그런 생각이 들어요. 제대로 먹지 않으면서 다이어트하고, 운동하고 그렇게 지냈죠. 어쩌다 친구들하고 음식을 먹으러 가면 파스타처럼 기름진 음식들을 굉장히 많이 먹었어요. 그건 것 때문에 영양 불균형이 와서 그런 게 아닌가 싶어요.

가족력도 없고 생활 습관도 좋았는데, 모든 통계가 다 빗나간 것 같아요

보통 유방암 그러면 식습관 애기도 많이 하지만 특히 '가족력' 애기를 많이 하잖아요. 그런데 저는 엄마나 이모 이런 쪽으로 전혀 가족력이 없었어요. 생활 습관도 굉장히 건강한 편이었죠. 술, 담배는 전혀 안 하고, 채식 위주의 식사를 했고, 아이 둘 중 첫째는

10개월까지 모유수유를 했어요. 둘째는 젖을 잘 못 빨아서 모유수유를 못했는데, 설마 그게 문제가 되지는 않았겠죠? 그러니까 다른 암이면 몰라도 유방암에 걸릴 거라고는 생각도 못했어요.

정말 화가 나더라고요. 제가 불규칙적으로 식사하고 이런 부분은 있었기 때문에 위암 같은 소화기 계통의 암이라면 '그래. 내가 내 몸을 괄시했던 부분이 있으니까 이런 암에 걸렸을 수도 있겠다.' 이렇게 받아들이기라도 했을 텐데, 유방암이라니 정말 뜬금없는 거예요. 제가 아는 통계는 다 빗나간 느낌이 들었어요.

유방암 전문가의 FAQ

유방암 진단을 위해 어떤 검사를 받아야 할까요?

가장 기본적인 검사는 유방 사진 촬영입니다. 유방을 최대한 압착해서 유방 조직 전체가 잘 보이도록 위아래, 양옆 등 네 장의 사진을 찍습니다. 그런 다음 이 사진에서 어떤 덩어리나 하얀 석회가루 같은 것이 보이면 이상 여부를 확인하기 위해 조직 검사를 실시합니다.

그런데 사진이 좀 애매하거나 사진 자체를 판독할 수 없는 경우가 생각보다 많습니다. 특히 젊은 환자들과 일부 30~50대 환자들 가운데 유방 조직이 상대적으로 치밀한 경우 사진이 매우 하얗게 나오기 때문에 어디까지가 유방 조직이고 어디까지가 암인지 구별하기가 매우 어렵습니다. 이처럼 사진만으로는 판정하기 어려울 때는 유방 초음파를 같이 실시합니다.

유방암은 사진에서만 보이는 것도 있고 초음파에서만 보이는 것도 있으며, 사진과 초음파에서 모두 보이는 것도 있습니다. 따라서 사진 촬영이 가장 기본이지만, 대개 초음파를 함께 하도록 권장합니다.

이 외에 특수한 검사법으로 MRI 촬영이 있습니다. MRI는 암의 범위가 애매하거나 여기저기 숨어 있는 암이 있는지 찾아낼 때 필요합니다. 또한 MRI 촬영 결과는 수술 부위를 크게 잡아야 할지, 적게 잡아야 할지 판별하는 중요한 기준이 되기도 합니다.

또 하나의 특수 검사법으로 유관 촬영이라는 것이 있습니다. 유관 촬영은 유두에서 피가 나오는 환자의 유관을 촬영해서 암의 발병 여부를 확인하는 검사법입니다. 또한 암 진단을 받은 환자 또는 병이 심한 환자의 경우 다른 곳에도 이상이 있는지 확인하는 페트 촬영을 하기도 합니다. 페트 촬영 역시 특수 검사법 중 하나입니다.

05. 넘치는 정보보다 정확한 정보가 중요하다

유방암 환자와 가족들은 대부분 TV나 인터넷 사이트, 책과 같은 대중매체와 주변 사람들로부터 유방암에 대한 질병 정보와 관리법에 대한 정보를 얻습니다. 또 많은 유방암 환자가 유방암 환자들의 모임이나 관련 협회 등에서 많은 도움을 받습니다.

하지만 일부 유방암 환자는 주변에서 얻은 정보가 오히려 혼란을 주었다고 말합니다. 또한 다른 환자나 환자 가족들이 알려주는 정보들이 유익할 때도 있지만, 민간요법처럼 과학적으로 증명되지 않은 정보들이 범람하고 있어 전문 의료인과의 상담이 도움이 되었다고 말합니다.

☐ 주치의 선생님 말씀에 많이 의지했다.
☐ 책이나 인터넷 사이트에서 정보를 얻었다.

- ☐ 환우회에 가입해 먼저 경험한 분들에게서 많은 정보를 얻었다.
- ☐ 인터넷 카페의 도움을 많이 받았다.
- ☐ 암 환자들이 들려주는 정보가 너무 많아서 혼란스럽다.

주치의 선생님 말씀에 많이 의지했던 것 같아요

병원에 갈 때마다 의사 선생님한테 직접 물어봐요. "선생님, 저 지금 이런데, 어떻게 하면 좋을까요?" 그러면 정확하게 말씀을 해주세요. 그리고 제가 다니는 병원에는 영양 관리 선생님이 따로 계시기 때문에 그것도 꼭 상담을 받아요. "이번에 식단을 이렇게 했는데, 괜찮을까요?"라고 물어본 뒤 괜찮다고 하면 그대로 하고, 아니면 식단을 바꾸죠.

물론 시간이 나면 인터넷 사이트에서 정보도 찾고 책도 보지만, 그래도 제일 많이 의지한 것은 저를 담당한 주치의 선생님 말씀이었어요.

먹는 것도 주치의 선생님한테 먼저 물어보고 먹어요

나는 주치의 선생님한테 "홍삼 먹어도 됩니까?"라는 식으로 다 물어보고 먹는 편이에요. 사람들이 뭐가 좋다더라, 하는 건 잘 안 믿죠. 주치의 선생님이 "먹어라." 그러면 먹고, "먹지 마라, 안 먹어도 된다." 그러면 안 먹어요. 그래서 특별히 먹는 게 없어요.

언니 덕분에 기준점이 생겼어요

다른 분들은 정보가 너무 많아서 포화 상태인데, 언니 얘기를 들으니 어떻게 해야 한다는 방향이 정립되더라고요. 그래서 '오로지 교수님과 방사선과 선생님, 영양사 선생님 얘기만 듣겠다.'고 결심했죠. 제가 빈혈이 좀 심해서 가정의학과를 다녔는데 지금은 정상이 됐다고 그러더라고요. 얼마 전에 선생님이 생리 주기가 끝나면 정상치로 올라올 거라고 했는데, 그게 맞아떨어진 것 같아요. 그래서 '선생님 말만 듣자!' 하고 결정했어요.

처음에는 우왕좌왕했죠. 선물로 들어온 상황버섯도 끓여 먹고, 홍삼도 먹고, 몸에 좋다는 식품은 다 먹어봤어요. 그런데 언니를 만난 뒤부터 기준점을 딱 잡은 거예요. 변비가 되게 심했는데, 언니가 하는 대로 채소수프와 채소주스를 먹고 회복됐어요. 또 산에서 쑥을 뜯어다가 빵 대신 간식으로 먹으라고 가져다주기도 했어요. 현미밥을 어떻게 해서 먹는지도 알려주고요. 하여튼 언니 덕분에 여러 가지를 알고, 기준점도 딱 잡았어요.

책이나 인터넷 사이트에서 정보를 얻어요

의사 선생님들은 진료 환자가 많아서 그런지 오랫동안 시간을 할애해주지 못하더라고요. 그래서 저는 유방암 관련 책이나 인터넷 사이트를 많이 봐요. 환우회를 통해서도 많은 걸 알게 되었고요. 우리는 궁금한 게 엄청 많잖아요. 의사 선생님들은 그걸 다 들어줄 수가 없으니까 인터넷 사이트에 올리기도 하고, 자조모임 때 와서 말씀도 해주시거든요. 그런 걸 요약해서 인터넷 사이트에 올리기도 하고요. 그럼 저는 그런 부분들을 찾아 정보를 얻는 거죠.

환우회에 가입해 먼저 경험한 분들에게서 많은 정보를 얻었어요

저 같은 환자들은 먼저 겪어본 사람들의 체험담이나 정보를 얻기 위해 환우회에 가입하는 경우가 많습니다. 그 덕분에 먼저 경험하신 분들의 이야기와 체험담, 희망과 용기를 주는 많은 정보를 얻을 수 있었습니다.

인터넷 카페의 도움을 많이 받았어요

투병 생활을 하는 데 많은 도움이 된 네트워크 중 하나는 인터넷 카페입니다. 카페 운영자는 2002년에 수술을 받은 것으로 알고 있어요. 유방암 환자들이나 그 가족들이 서로 정보를 공유하고,

의학상으로는 표현하기 어려운 환자 개개인의 통증이나 아픔, 개인사 등등의 사연들을 서로 주고받을 수 있습니다. 저는 수술 이후 6개월에 한 번씩 정기검진을 받게 되면서 2007년에 가입했습니다.

같은 암 환자들이 들려주는 얘기가 너무 많아서 헷갈려요

같은 병동에 허셉틴 약물 치료를 받는 언니가 있었어요. 허셉틴은 'HER2 과발현 유방암'에 걸린 분들을 위한 표적 치료제래요. 정상 세포는 건드리지 않고 암세포만 선택적으로 공격하는 최초의 유방암 표적 치료제죠. 그런데 그 언니가 미국에서 온 환자랑 같이 항암 치료는 어떻게 했는지, 그 과정들을 어떻게 극복했는지, 약은 뭘 쓰면 좋은지 등등의 이야기들을 나누더라고요. 저는 처음 보는 사람이니까 말은 못 걸고 유심히 듣기만 했는데, 저한테 다 유익한 정보같이 들렸죠. 그분은 여기저기 다른 병원을 다녀봐서 그런지 정보가 굉장히 많았어요. 이 사람은 이렇게 했고, 저 사람은 저게 좋고, 무슨 버섯을 먹어야 하고……. 그런데 이런 얘기가 너무 많으니까 어떤 게 정답인지를 모르겠어요.

> **tip**
> 유방암에 대한 정보를 찾아보세요!
> 한국유방암사이버센터
> http://www.kbccc.org
> 한국유방암예방강사협회
> http://www.huyk.co.kr

CHAPTER 02

유방암 치료, 어떻게 하나

01 수술, 기본적인 유방암 치료법

유방암 진단을 받으면 암세포의 크기와 종류, 확산 정도에 따라 유방을 모두 절제하는 완전 절제 수술과 어느 정도 남기는 보존 수술을 결정합니다. 유방암 환자들은 유방 보존 수술을 유방의 한 부분을 떼어낸다는 의미에서 부분 절제 수술이라고 부르기도 합니다. 환자 가운데는 임파선으로 전이된 3기 진단을 받았지만 암세포가 작아 부분 절제 수술을 받은 경우도 있습니다.

유방을 절제하는 경우 인조유방을 넣어 복원하는 수술을 동시에 시행하기도 합니다. 이런 경우 신체상의 미적인 부분과 정신적인 부분에서 상당한 도움을 받았다고 말합니다.

☐ 임파선으로 전이되었지만 암세포가 크지 않아 부분만 절제했다.
☐ 부분 절제인 줄 알았는데 수술하고 보니 왼쪽 전체가 없었다.

☐ 깨끗하게 완전 절제했기 때문에 항암 치료를 받지 않았다.

☐ 암세포가 커서 항암 치료를 세 번 받고 나서 수술을 했다.

☐ 유두 쪽에 암세포가 안개처럼 번져 있어 완전 절제를 했다.

☐ 부분 절제를 원했는데, 뜻대로 되지 않아 참혹했다.

☐ 여성으로서 한쪽 유방 없이 살아가야 한다는 게 버거웠다.

☐ 완전 절제를 하면서 바로 보형물 넣는 복원 수술을 했다.

암세포가 크지 않고 한 곳에만 있어 부분 절제를 했어요

암세포 자체는 별로 크지 않았어요. 보통 2센티미터 정도면 손으로 만져서 발견할 수 있다는데, 저는 겨우 1.3센티미터였는데도 임파선으로 전이가 됐어요. 크기가 작고 빨리 발견한 건 다행이지만 임파선까지 전이됐으니 별로 좋은 건 아니었죠. 어떤 분들은 암세포가 5센티미터까지 컸는데도 전이가 없어 그 부분의 암세포 크기를 줄여 부분 절제 수술을 하거든요.

그런데 불행 중 다행히도 전이는 됐지만 암세포가 작고 겨드랑이 밑 한 곳에만 있어 부분 절제 수술을 해도 된다고 하더라고요. 처음에는 '다 절제해도 별수 없지 뭐.' 그랬어요. 가슴이 큰 사람들은 양쪽 가슴 차이가 많이 나 척추측만증이 생기기도 한대요. 그나마 저는 가슴이 크지도 작지도 않아 다 들어내도 할 수 없다고 체넘하고 있었는데, 부분 절제 수술을 받게 되어서 기뻤죠.

수술하고 정신을 차려보니 왼쪽 가슴이 통째로 없는 거예요

MRI를 찍어보고 2센티미터 정도만 떼어내면 된다고 해서 그나마 한숨 놓았죠. 부분 절제만 하면 되니까. 수술 시간도 길어야 한 시간 정도라고 해서 가벼운 마음으로 수술을 받으러 갔어요. 같이 일하는 분들이 축하한다며 돼지갈비를 사주기도 했죠.

아침 8시에 수술실로 들어가서 오후 3시 40분에 나왔어요. 남편과 언니가 정신 차리라고 뺨을 막 치더라고요. 비몽사몽 누워 있는데 우리 사장님하고 보험 담당자가 오셨더라고요. 무릎 아래가 시리고 너무 심하게 떨려서 남편과 언니가 다리를 주물러주고, 이불도 서너 장은 덮은 것 같아요. 그때 조금 정신이 돌아와 이불 밑에서 손을 가슴에 대봤죠. 그런데 오른쪽은 물컹한 게 잡히는데 왼쪽에는 아무것도 없는 거예요. '완전 절제를 했구나!' 하고 깨닫는 순간 '난 이제 죽는구나!' 그런 생각만 들었어요.

수술실에서 남편이 완전 절제 승인을 했나 보더라고요

처음에는 병원에서도 부분 절제를 염두에 두고 있었어요. 만약 완전 절제를 할 경우에는 바로 복원 수술을 하는 조건이었죠. 그리고 병원을 옮겼을 때도 좌측 유방, 겨드랑이 쪽에만 암이 있으니까 다른 데로 전이가 안 됐다면 부분 절제를 하겠다고 그랬어요. 그러면서 단서를 달더라고요. "만약의 경우 완전 절제를 할 수도 있다."고. 물론 저는 당연히 '부분 절제'를 기대하고 들어갔죠.

그런데 수술실에 들어가서 가슴을 딱 열어 보니까 점처럼 생긴 암세포가 유두 바로 밑에 네 군데나 있더래요. 남편도 들어와서 봤는데, 선생님이 그것을 제거해도 우측 유방으로 전이될 확률이 80퍼센트라고 했다네요. 어느 남편이 그 소리를 듣고 부분 절제를 하겠어요? 당연히 완전 절제 승인을 했나 보더라고요.

사실 저는 수술 끝내고 나와서도 당연히 제 유방이 있다고 생각했어요. 그때까지도 평상시처럼 유두가 간질간질한 느낌이 들고 그랬거든요.

깨끗하게 완전 절제를 했기 때문에 항암 치료는 받지 않았어요

수술 전에는 선생님이 최선을 다해서 부분 절제를 하도록 노력하겠다고 했어요. 그런데 수술 끝나고 나와 보니까 압박조끼가 입혀져 있더라고요. 부분 수술을 하면 압박조끼를 입힐 필요가 없거든요. 그래서 눈뜨자마자 선생님한테 "내 쭈쭈가 한쪽이 날아갔어요?" 이렇게 물었죠. 그랬더니 선생님이 "약속을 못 지켜드려서 정말 죄송합니다." 그러시더라고요.

수술하면서 열어보니까 완전 절제를 하지 않으면 나중에 항암 치료를 해야 할 상황이었대요. 나이도 있는데, 그런 여러 가지 고통을 겪게 하느니 완전 절제를 하는 게 어떠냐고 보호자를 불러서 물어봤대요. 그렇게 깨끗하게 다 잘라냈기 때문에 항암 치료는 받지 않았어요.

암세포가 커서 항암 치료를 세 번 받고 나서 수술을 했어요

처음에 2기 진단을 받았는데, 암세포가 너무 커서 바로 수술을 못 했어요. 그래서 약 3개월 동안 항암 치료를 세 번 받고 크기를 줄인 다음 수술을 했죠. 그 과정이 남들보다 좀 오래 걸렸던 것 같아요. 방사선 치료도 남들은 보통 28번에서 많아야 33번 하는데, 저는 38번을 했죠. 선생님이 "암이 심장 가까이에 있기 때문에 치료를 확실하게 해야 한다." 그러시더라고요. 보통 '수술-항암-방사선' 이렇게 하는데 저는 항암 치료를 먼저 세 번 한 다음 수술하고, 그 다음에 방사선 치료를 하고 다시 항암 치료를 했어요. 그게 한 1년 정도 걸렸는데, 그 1년이 상당히 힘들었던 것 같아요.

유두 쪽에 암세포가 안개처럼 번져 있어 완전 절제를 했어요

조직 검사하고 2~3일 있다가 수술을 했어요. 본래는 암세포가 유두 쪽이 아니고 위쪽에 있으니까 그 부분만 절제하면 되겠다고 했는데, 막상 열어보니까 유두 쪽에 안개처럼 번져 있더래요. 그래서 완전 절제를 했다는 거죠. 하루 정도 있다가 마취에서 깨어나 남편한테 그 얘기를 들었어요. 그때부터 눈물이 나오는데, 거의 1주일 동안 울었습니다.

부분 절제를 하지 못해서 참혹한 기분이었죠

암에 걸린 것보다 유방을 절제한다는 게 더 충격이 컸죠. 그래서 부분 절제라도 했으면 좋겠다는 소망을 갖고 있었는데, 그게 제가 원한다고 되는 건 아니잖아요? 수술대에 누웠는데 눈물이 막 나오는 기예요. 가슴 두 개가 다 있는 상태가 그때가 마지막일 거라는 생각이 순간적으로 스치면서 사진을 찍어두고 싶다는 생각이 들더라고요. 그래서 수술하는 교수님께 부탁을 했죠. 그래서 환자복을 입고 수술대에 누워 가슴을 다 내놓은 채 병원 측에서 준비한 카메라로 사진을 찍었어요.

평생 한쪽 유방 없이 살아가야 한다는 걸 받아들이기가 힘들었어요

초음파 검사에서 암이 5~7센티미터로 크게 나왔어요. 완전 절제 수술을 해야 한다고 그러더라고요. 그때의 실망감은 이루 말할 수가 없죠. 평생 여성으로서 한쪽 유방 없이 살아가야 한다는 것을 받아들이기가 너무 버겁고 힘들었어요. 여자니까, 그리고 40대니까. 어쨌든 '그게 운명이라면 받아들이겠다.' 그리고 수술대에 올라갔는데도 암 치료를 제대로 해서 완치해야겠다는 생각이 드는 게 아니라 '내 유방이 정말 없어지는 건가?' 그런 생각이 더 크게 가슴에 와 닿고, 거기에 대한 집착이 더 커지더라고요. 지금 생각해보면 너무 어처구니없는 일이지만, 그때 왜 그랬는지 모르겠어요. 생명의 소중함을 못 느낀 건지……. 그게 하나 있으면 어떻고, 없으면 어떻겠어요? 하지만 그때는 너무 절실했어요.

완전 절제하면서 바로 보형물 넣는 수술을 했어요

수술 들어가기 한 시간 전에 악성이라서 완전 절제를 할 수밖에 없다는 사실을 알게 됐어요. 내가 미혼인 걸 알고 있는 주치의 선생님이 성형외과 선생님하고 상담해보겠느냐고 묻더라고요. 선택의 여지가 없었죠.

복원 수술은 자기 살로 하는 방법과 보형물을 넣는 방법이 있대요. 저는 그때만 해도 살이 별로 없어 세 군데서 살을 떼어야 한다더라고요. 그래서 보형물을 넣는 수술을 택했죠.

저는 성형은 정말 예쁘게 한 번에 수술이 되는 줄 알았어요. 그런데 그게 아니더라고요. 보형물을 넣은 상태라 성형외과랑 같이 항암 치료를 하는 거예요. 커다란 주사기로 식염수를 일곱 번, 여덟 번씩 주입해 피부를 완전히 늘리는 작업을 같이 하는 거죠. 항암 주사에 보형물 주사까지, 얼마나 아팠던지 없어진 가슴을 생각할 겨를도 없었어요.

병원에 누워 있는 게 싫어서 복원 수술을 미뤘어요

암 진단 후 절제 수술을 받을 때는 어떻게든 바로 복원 수술을 받으려고 했죠. 절제 수술과 동시에 복원 수술을 하면 한 번만 고통을 겪어도 되잖아요. 그런데 한 1년 정도 지나니까 칼에 대한 두려움이랄까? 그게 좀 컸어요. 다시 수술대 위에 누워서 예전과 같은 고통을 또 맞아야 되는구나 하는 생각이 더 크게 들더라고요. 병원에 누워 있는 것 자체가 너무 싫었어요. 그래서 안 하고 미루게 되는 것 같아요. 물론 언젠가 복원 수술을 하고 싶다는 열망은 있죠.

유방암의 수술 방법으로는 어떤 것이 있나요?

유방암 전문가의 FAQ

유방암 진단을 받으면 누구나 놀라고 걱정을 합니다. 첫 번째는 당연히 '혹시 죽는 거 아닌가?' 하는 걱정이고, 두 번째는 '유방을 절제해야 한다던데……' 하는 걱정입니다. 하지만 너무 걱정할 필요 없습니다. 예전에는 유방암에 걸리면 무조건 유방을 다 절제해야 한다고 했지만, 최근에는 암이 크지 않을 때는 유방 보존 수술, 즉 부분 절제 수술을 하기 때문입니다. 부분 절제 수술이란 암이 있는 부위의 일부 조직만 떼어내고 유방은 남겨두는 수술입니다.

전체 유방암 환자 중 유방 보존 수술을 받는 환자가 옛날에는 10퍼센트 정도밖에 안 됐는데, 요즘은 약 60퍼센트 정도로 급격히 늘었습니다. 옛날에는 '이 정도면 다 절제해야 되겠다.' 했던 환자도 요즘은 웬만하면 보존 수술을 많이 하고, '진짜 어렵겠다. 다 떼어야겠다.' 싶은 환자도 상황에 따라 항암 치료를 먼저 실시해 크기를 줄인 다음 보존 수술을 하기도 합니다. 다만 부분 절제 환자들은 남은 유방에 혹시 또 암이 생길 수 있기 때문에 방사선 치료를 병행해야 합니다.

하지만 어쩔 수 없이 유방 전체를 제거해야 하는 경우도 있습니다. 예를 들어 암세포가 유방 전체를 거의 차지하고 있거나 여러 군데로 나뉘어 있는 경우입니다. 이를 다발성 유방암이라고 하는데, 이런 경우에는 어쩔 수 없이 완전 절제를 해야 합니다. 염증성 유방암 역시 암세포가 한 군데에만 있는 게 아니기 때문에 어쩔 수 없이 모두 제거해야 합니다. 이렇게 완전 절제를 해야 하는 환자는 30~40퍼센트 정도입니다.

최근에는 완전 절제와 동시에 유방 복원 수술을 하기도 합니다. 환자의 상태에 따라서 인공보형물을 넣을 것인지, 자기 살을 가져다 쓸 것인지의 차이는 있지만, 없어진 유방을 다시 살려냄으로써 미적인 부분은 물론 정신적인 부분에서도 환자들에게 큰 도움이 되고 있습니다. 실제로 여러 가지 통계에서도 유방재건술을 하는 경우가 많이 늘어나고 있습니다.

미국이나 유럽 같은 곳에서는 오래전부터 복원 수술이 보험으로 처리되고 있습니다. 우리나라는 그동안 우선순위에서 좀 밀려 실손보험 등의 개인 보험으로 어느 정도 지원이 가능했지만, 2015년 4월부터는 보험 급여 확대로 국민건강보험 혜택이 적용되어 복원 수술을 원하는 환자가 더욱 늘어날 것으로 보입니다.

02 암세포를 제거하는 항암 화학요법

유방암 치료의 기본은 수술입니다. 하지만 수술로 암세포를 제거하더라도 눈에 보이지 않는 미세한 암세포가 남아 있을 확률이 있기 때문에 여러 가지 보조 치료를 실시합니다. 그중 하나가 전신 치료인 항암 화학요법입니다. 그런데 항암 화학요법을 받은 환자들은 암세포와 함께 몸속에 있는 정상 세포들도 죽기 때문에 탈모, 구토, 설사, 피부 변색 등의 부작용을 경험하곤 합니다. 또한 식욕이 없어지고 음식 냄새가 싫어 먹을 수가 없고, 구토 증상이 나타나기도 합니다.

 이런 전형적인 부작용 증상뿐만 아니라 몸에 통증과 경련이 일어나기도 하는데, 이럴 때 신체 마사지를 하면 도움이 되었다고 합니다. 일부 환자는 낯빛이 변하거나 감기몸살 또는 변비로 고생을 하기도 합니다. 암 환자는 이런 부작용을 잘 관리하면서 항암 치료를 주기별로 계속 받는 것이 중요합니다. 그러려면 영양가 있는 음식을 잘 챙겨 먹고, 마음을 잘 다스려야 합니다.

- ☐ 음식 냄새가 싫어서 아무것도 못 먹었다.
- ☐ 뱃속에서 뭔가가 휘젓고 다니는 것 같고, 머리가 아팠다.
- ☐ 이러다 그냥 죽는 건 아닐까 하는 생각밖에 없었다.
- ☐ 병실에 아침밥이 들어왔는데, 멀미하는 것처럼 어지러웠다.
- ☐ 통증 때문에 눈이 너무 아파서 눈이 빠져나가는 줄 알았다.
- ☐ 항암제를 믹기 시작하면서 온몸에 근육 경련이 왔다.
- ☐ 혈관이 딱딱하게 굳어 약이 들어가면 아팠다.
- ☐ 항암제가 혈관 밖으로 새서 힘들었다.
- ☐ 얼굴빛이 거무튀튀하게 변하는 것 같았다.
- ☐ 열이 나고 춥고 몸살처럼 욱신거리며 아팠다.
- ☐ 변비로 고생했다.

음식 냄새가 싫어서 아무것도 못 먹었어요

항암 치료 과정이 너무 힘들었어요. 한 2주일 동안은 물 한 잔도 못 마시고 거의 쏟아냈죠. 선생님은 "먹어야 한다. 닭도 먹고, 고기도 먹어야 한다."고 했지만 내 손에서 나는 냄새도 맡기 싫을 정도로 모든 냄새가 싫어서 아무것도 못 먹었어요. 그래도 1차, 2차, 3차 때까지는 기본 체력이 있으니까 어느 정도 견뎌지더라고요. 근데 4차, 5차, 6차 때는 너무 못 먹었죠. 병원 영양사가 일부러 밖에 나가서 내가 좋아하는 걸 사다 주기도 하고 특별식을 만들어주기도 하고 그랬어요.

뱃속에서 뭔가가 휘젓고 다니는 것 같고, 머리가 터지게 아픈 거예요

1차 항암 치료 때 제일 힘들었던 건 장이 꼬이는 듯한 통증이었어요. 독한 물질이 들어가서였죠. 내 뱃속에서 뭔가가 휘젓고 다니는 것 같더라고요. 변이 나오는 것도 아닌데, 화장실 가서 앉아 있으면 좀 편안하고, 그러면서 창자가 튀어나올 것 같은 그런 느낌 있죠? 영화에서 보면 뭐가 툭 터져 나오잖아요? 그런 느낌이었어요. 잠도 못 잤어요. 불면증도 있었지만, 그보다는 너무 고통스러워서 잠을 못 잔 거죠.

2차 때 가서 그 얘길 했더니 선생님이 왜 참았냐고 뭐라 그러는 거예요. 저는 그게 당연한 건 줄 알고 사흘이나 끙끙 앓았는데, 병원에 왔으면 조치를 받을 수 있었다는 거죠.

그리고 3주마다 항암 주사를 맞잖아요? 그런데 3주가 끝날 무렵에 머리가 터질 듯이 아프더라고요. 머리가 빠지려고 그랬나 봐요. 열꽃이 나면서 머리에 뭔가 똥글똥글한 게 나더라고요. 얼마나 아픈지 침대에 머리를 대지도 못했죠.

이러다 그냥 죽는 게 아닐까 하는 생각밖에 없었어요

항암 치료를 할 때는 너무 힘드니까 '내가 살 수 있을까? 이러다 그냥 죽는 건 아닐까?' 그런 생각밖에 없었어요. 그런데 '지금 몇 시쯤 됐을까?' 하고 눈을 뜨려니까 눈이 안 떠지는 거예요. 너무 기운이 없어서. '눈꺼풀이 무겁다.'는 말을 그때 실감했어요.

그때는 앞으로 희망이고 뭐고 며칠 만이라도 속 메스꺼운 것 없이 살아봤으면 싶었죠. 그런데 항암 치료가 끝나고 나니까 금방 없어지더라고요. 치료 과정도 심리적인 게 많이 좌우하는 것 같아요. 마지막 항암 치료를 딱 하고 왔더니 금방 괜찮아졌거든요. 5차까지는 1주일 내내 못 먹었는데, 6차를 하고 나서는 '이제 마지막이다. 다 끝났다.' 하는 홀가분함 때문인지 2~3일 지나자마자 바로 먹을 수 있더라고요.

아침밥이 들어왔는데, 멀미하는 것처럼 어지럽고 냄새도 맡기 싫더라고요

처음 수술하고 15일 동안 병원 생활을 했는데, 퇴원하기 전에 항암 주사를 맞고 나가라 그러더라고요. 저는 독한 걸 안 맞았어요. 외래에서 1주일에 한 번씩, 연거푸 2주일 동안 맞는 그걸 맞고 나가라는 거죠. 그날 저녁은 괜찮았어요. 저녁밥도 잘 먹었죠. 그런데 다음 날 아침밥이 들어왔는데, 멀미를 하는 것처럼 어지럽고 밥 냄새도 맡기 싫더라고요. 그래서 복도에 나와 앉아 있었더니 간호사가 지나가다 묻더라고요.

"왜 식사 안 하세요?", "밥 먹은 게 체했나 봐요. 밥이 먹기 싫고 냄새도 싫고 울렁거려요.", "어제 주사 맞으셨죠?", "네.", "부작용 때문에 그럴지도 몰라요. 조금 가라앉으면 잡수세요."

그런데 결국은 밥을 못 먹고 퇴원했죠. 그러고 한 주씩 건너서 주사를 맞으러 다녔어요. 주사를 맞으러 갈 때쯤 되면, 병원 앞에 내리기만 해도 벌써 울렁거리고 메스껍고 그랬어요.

통증 때문에 눈이 너무 아파서 눈이 빠져나가는 줄 알았어요

주위 사람들한테 물어봤더니 항암 치료 과정에서 한 번 정도는 굉장히 심한 고통을 겪는다고 하더라고요. 그런데 저는 그 과정이 좀 빨리 왔어요. 다른 사람들은 보통 4차나 5차 때 그랬다는데 저는 3차에 왔고, 4차 때는 눈도 아팠어요. 눈이 너무 아파서 눈이 빠져나가는 줄 알았어요. 제 주위에 유방암을 겪은 분이 많았는데, 눈이 아프다는 사람은 없었던 것 같아요.

일시적인 현상인 줄 알고 다음 날 안과에 갔더니 항암 부작용으로 안구건조증이 극도로 심해져 눈물이 한 방울도 없을 정도로 말라 있다는 거예요. 그렇게 눈이 아프면 두통이 같이 온다고 하더라고요.

항암제를 먹기 시작하면서
온몸에 근육 경련이 왔어요

항암제를 먹으면서부터 거의 1년 내내 병원을 다닌 것 같아요. 통증의학과부터 시작해 하루는 이 과, 내일은 저 과 그런 식으로 순례를 했죠. 온몸에 경직이 온다 그래야 되나? 안면 신경까지 경직되면서 입이 딸려 올라가기도 했어요. 그때는 침도 많이 맞았죠. 심지어 시각장애인이 하는 지압방까지 찾아가서 전신 마사지를 얼마나 받았는지 몰라요. 근육이 굳어 숟가락 드는 것도 아플 정도였죠.

수술은 한쪽에만 했는데 온몸의 근육이 다 굳었다고 보면 맞을 거예요. 오늘은 여기 아팠다 내일은 저기 아팠다, 꼭 엄살을 부리거나 장난을 하는 것 같아요. 겉으로는 멀쩡하거든요. 먹는 것도 다 먹고. 그런데 내 자신을 어떻게 할 수 없을 정도로 아팠어요.

혈관염 때문에
고생을 많이 했어요

항암 치료를 여덟 번 받았어요. 하루 주기로 치료를 받았는데 제일 힘들었던 건 일어서기 싫고 누워만 있고 싶었던 거예요. 그리고 혈관염 때문에 고생을 많이 했어요. 지금도 혈관이 빨개요. 딱딱하게 굳어 있고. 제가 썼던 약이 문제가 있는 것 같아요. 그 약이 들어가면서 혈관이 너무 아픈 데다가 딱 한 번 맞고 나서 혈관이 시커멓게 변했는데, 아직도 회복이 안 되네요. 그런데 이걸 한 번 맞고 나서 "저는 이거 못 맞겠어요. 혈관부터 회복시켜주세요." 하고 요구했는데 선생님이 절대 안 해주는 거예요. 할 수 없이 세 번이나 더 그걸 맞았죠.

제 주치의 선생님 특징이 그거예요. 양쪽 유방을 다 절제한 사람 이외에는 케모포트를 안 해주는 거죠. "넌 할 수 있다." 그러면서 항암 주사를 맞게 하는 거예요.

그 뒤에는 또 주사약을 바꿔서 네 번 더 항암 치료를 했는데, 그 약은 심장이 타다닥 뛰면서 식은땀이 쫙 나고 부작용이 확 오는 거예요. 그래서 남들보다 많이 느린 속도로 주사를 맞았어요. 정해진 규정 속도보다 훨씬 느린 속도로 넣다가 차츰 속도를 올려 조금 빠르게 넣는 식으로 네 번을 무사히 잘 넘겼죠.

> **tip**
> 케모포트(Chemoport)는 약물이나 혈액을 주입하기 위해 삽입한 중심 정맥관으로, 장기간 반복적으로 사용할 수 있는 안전한 정맥주사를 말합니다.

항암제가 혈관 밖으로 새서 힘들었어요

첫 번째 항암 주사를 맞을 때 혈관이 새서 항암제가 제 손으로 흘렀는데, 갑자기 막 부어오르더라고요. 그것 때문에 12월의 추운 날씨에 얼음 팩을 1개월 정도 했죠. 추운 날씨에 얼음 팩까지 하니까 손이 터져서 화상을 입은 것처럼 피부가 너덜너덜해지더라고요. 항암 치료 자체보다 항암제가 새서 더 힘들었던 것 같아요. 지금 11개월 정도 됐는데, 이제 손등이 아주 조금씩 보이지 않게 낫고 있는 중이에요. 아직 낫지 않은 부분은 아무 감각이 없어요. 지금 상태로 보면 1년 정도는 지나야 완전히 나을 것 같아요. 다른 것은 없어요. 수술받기 전보다 오히려 지금 더 여유로운 삶을 살고 있어요.

얼굴빛이 거무튀튀하게 변하는 것 같았어요

주사를 맞고 2일쯤 지나니까 반점 같은 것이 목부터 시작해서 쫙 생겼어요. 선생님이 일시적인 현상이라고 말씀하셨지만, 하루 반쯤 더 지나니까 얼굴빛이 어두워지더라고요. 거무튀튀하게 변하는 것 같았죠. 누가 보더라도 안색이 안 좋아 보였을 거예요. 그리고 입맛이 없었어요. 의사 선생님도, 주위 분들도 "일단은 먹어야 한다. 안 먹으면 안 된다."고 말씀하시더라고요. 그래서 누룽지를 사다가 김칫국물하고 같이 먹으려고 노력했어요. 독한 약을 먹어야 하니까 억지로 먹었죠. 그렇게 먹고 난 뒤에는 잠이 좀 오더라고요.

면역력이 떨어져서 열이 나고 춥고 몸살처럼 욱신거리며 아팠어요

1차 항암 주사를 맞은 뒤 2차까지 잠깐 시간이 있잖아요. 저는 그때 면역력이 완전히 떨어져서 병원에 실려갔어요. 1차 주사를 맞았을 때 간호사가 그랬거든요. 몸에 열이 나면 병원에 오라고. 그때가 겨울이어서 저는 그 말을 '감기에 걸리면 안 된다.'는 걸로 알아들었죠. 그런데 갑자기 열이 펄펄 나기에 몸살인 줄 알고 애들한테 이불 좀 많이 덮어달라고 했어요. 그래서 이불을 세 개 네 개 막 덮었는데, 다리부터 머리까지 욱신욱신 쑤시고 아픈 거예요. 면역력이 떨어져서 그런 건 줄을 몰랐던 거죠.

변비로 고생했는데
과일을 익혀 먹으니 효과가 있는 것 같더라고요

첫 번째는 변비예요. 먹지를 않으니까 변비가 생길 수밖에 없잖아요. 그리고 항암 주사가 엄청 독해서 모든 장기의 기능을 축소시키거든요. 변비약을 먹어도 소용없어 울기도 많이 울었어요. 담당 선생님이 "과일을 많이 먹어야 해요." 그랬는데, 사실은 선생님도 많이 모르시는 것 같아서 제가 가르쳐드렸어요. 과일을 얇게 저며서 은근한 불에 졸이면 말랑말랑해지잖아요. 그걸 조그만 숟가락으로 떠서 하루에 여러 번으로 나눠서 먹으니까 나름대로 효과가 있는 것 같더라고요.

> **유방암 전문가의 FAQ**
>
> ## 수술 이후 부작용이나 합병증은 어떤 것이 있나요?
>
> 모든 수술이 100퍼센트 완벽하면 의사도 좋고 환자도 좋고 다 만족스럽겠지만, 아쉽게도 부작용이 전혀 없는 수술은 없습니다. 가장 흔한 수술 부작용은 출혈이며 또 다른 부작용으로는 상처가 터지거나 고름이 나오는 등의 감염을 꼽을 수 있습니다. 통증도 부작용의 하나입니다.
>
> 이런 일반적인 부작용들은 어떤 수술을 받았느냐에 따라서 차이가 많이 납니다. 부분 절제 수술은 상대적으로 유방 조직을 조금만 떼어내기 때문에 부작용이 적고, 완전 절제는 상대적으로 부작용의 가능성이 큽니다. 특히 유방을 절제하고 다시 만드는 복원 수술을 함께하는 경우 수술 시간만 여덟 시간 정도 걸리는 대수술이기 때문에 피가 많이 나올 수 있고, 입원 기간이 긴 만큼 통증도 오래갈 수 있습니다. 그러나 유방암 수술은 비교적 깨끗한 수술이기 때문에 크게 걱정할 만한 부작용은 별로 없습니다.
>
> 하지만 수술에 따라 어쩔 수 없는 경우도 있습니다. 특히 병이 심해서 수술을 크게 할수록 후유증도 크게 나타날 수 있습니다. 임파선까지 전이가 많이 된 환자들은 임파선을 모두 제거해야 합니다. 가령 임파선을 30개쯤 제거할 경우에는 항암 치료와 방사선 치료 등 여러 가지 보조 치료를 해야 합니다. 임파선을 그

만큼 많이 제거했으니 통증도 심하고 팔 움직이기도 힘듭니다. 심할 경우 몇 년 지나서 팔이 붓기도 합니다. 다시 말해 크고 작은 수술의 특징에 따라 부작용이나 후유증이 나타나기도 하고, 때로는 개인의 상태에 따라서도 차이가 많을 수 있습니다.

03 남은 유방에 암을 예방하는 방사선 요법

방사선 요법이란 유방이나 겨드랑이에 남아있을지도 모를 암세포를 파괴하여 유방에 암이 생기는 것을 예방하기 위해 방사선을 쬐는 국소 치료법입니다. 주로 유방 보존 수술을 한 환자나 유방 절제 수술을 받은 환자 가운데 재발 위험성이 높은 경우에 시행합니다. 방사선 치료를 받은 대다수의 환자는 방사선을 쬐면서 피부색이 변해 마음이 상했다고 말합니다. 방사선을 쬘 부분을 그려놓은 선들을 보고 힘들었다는 환자도 있고, 매일 방사선 치료를 받는 것이 어려웠다는 환자도 있습니다. 방사선 치료를 받는 동안 무릎 통증을 경험한 경우도 있습니다.

☐ 온몸에 사선으로 그려진 그림을 받아들이기가 힘들었다.
☐ 선이 그어져 있어 샤워를 못하니까 불편했다.

- ☐ 시커멓게 탄 피부가 없어지지 않는다.
- ☐ 방사선을 너무 많이 쬐어 등이 좀 까매졌다.
- ☐ 피부가 건조하고 땀샘이 파괴되어 원상회복이 되지 않는 것 같다.
- ☐ 무릎 뼈가 아파서 일어나 움직일 수가 없었다.

▎온몸에 사선으로 그려진 그림을 받아들이기가 힘들었어요

방사선 치료를 할 때 정확한 부분을 표시하기 위해 몸에 선을 그리더라고요. 의사 선생님들이 한참 동안 제 몸에 그림을 그리는데, 그때 눈물이 많이 나더라고요. 많은 시련을 겪고 힘든 항암 과정까지 거치면서 '이제 터널을 한 번 통과했구나.'라고 생각했는데 또 다른 치료가 기다리고 있었던 거죠. 집에 와서 보니까 온몸에 사선으로 여러 형태의 그림이 많이 그려져 있어 받아들이기가 힘들었어요.

▎선생님들이 짜증을 내지 않고 매일 그림을 그려줬어요

몸에 그려놓은 그림이 지워지면 안 되잖아요? 매일 방사선 치료를 받아야 하니까. 6월부터 8월 초까지 치료를 받았는데, 매일 샤워를 하니까 그림이 계속 지워지는 거예요. 그려놓으면 지워지고, 그려놓으면 지워지고. 그런데 선생님들이 최선을 다해줬어요. 한 번도 찡그리지 않고 늘 밝게 맞아줘서 도움이 많이 됐어요. 담당 교수님, 수간호사님, 방사선 담당했던 주치의 선생님까지 정말 좋은 선생님을 만난 거죠. 그래서 '이것도 복이구나.' 그렇게 받아들였어요.

그런데 방사선 치료도 후유증이 오더라고요. 입맛을 잃어버리는 거죠. 항암 치료를 할 때도 그랬지만, 방사선 치료 후에는 그것과는 또 다른 느낌이었어요. 아예 맛을 못 느꼈죠. 항암 치료를 할 때는 3차, 3주쯤 되면 입맛이 돌아와 뭔가 먹을 수 있잖아요? 그런데 방사선 치료 끝나고는 1개월 이상 아무런 맛도 못 느꼈던 것 같아요. 미역국을 먹으면 미역국 특유의 맛을 느끼고, 시금치나물을 먹으면 시금치나물의 맛을 느끼고, 상추를 먹으면 상추의 맛을 느껴야 하는데 아무런 맛을 못 느꼈던 거죠.

하루에 한 번씩 샤워를 하는데, 선 때문에 씻지를 못하니까 불편했어요

제가 하루에 한 번은 꼭 샤워를 하는 편이에요. 그런데 방사선 치료를 할 때는 온몸에 선이 다 그어져 있잖아요. 그래서 씻지를 못했죠. 겨울이라 한여름처럼 땀은 나지 않았지만 어떨 때는 물수건으로 겨드랑이 등 몇 군데만 좀 닦는 정도라 제 성격에는 그걸로 부족한 거예요. 앞은 못 씻어도 샤워기를 들고 등 쪽에 물 샤워라도 하니까 그제야 좀 개운하다는 느낌이 들더라고요. 다른 것은 항암 치료에 비해 100배는 나았어요.

시커멓게 탄 피부가 없어지지 않아요

저는 부작용 때문에 목이 시커멓게 탔는데 그게 없어지질 않아요. 방사선 치료를 하고 나면 바르는 크림을 주는데, 제가 그 크림을 아낀다고 많이 못 바른 거죠. 하나에 4만 원인가 6만 원인가 그랬거든요. 듬뿍듬뿍 계속 바르면 원래 피부 색깔이 돌아오는 것 같은데 의사 선생님 말을 제대로 듣지 않았던 거예요. 그랬더니 피부가 안 돌아오더라고요. 나중에 다시 제대로 바르려고 했지만 이미 늦었죠.

방사선을 너무 많이 쬐어서 등이 까매졌어요

오른쪽에 방사선 치료를 했는데 등으로 열을 너무 많이 쬐었나 봐요. 등이 좀 까매졌어요. 지금은 그렇게 심하진 않지만 가끔 아프고 막 땅기는 것 같은 느낌이 있어요. 가끔씩 깜짝 놀라죠. 물론 항암 치료에 비하면 아무것도 아니었어요. 방사선은 잠깐, 한 5분인가 7분인가 쬔 것 같아요. 그러니까 매일 다닐 수 있었죠.

땀샘이 다 파괴되어
회복되지 않는 것 같아요

방사선 치료를 하면 땀샘이 다 파괴된다고 했는데, 그게 돌아오지 않는 것 같아요. 그래서 오른쪽 유방 피부는 아직도 건조해요. 왼쪽 유방 피부는 운동을 하면 땀이 제대로 많이 나죠. 그래서 그런지 오른쪽 유방 피부는 특히 겨울이 되면 약간 간질간질해요. 유두 부분도 그렇고요. 그래서 수술 이후 늘 보디로션을 들고 다녀야 하는 불편함이 있습니다.

무릎 뼈가 너무 아파서
일어나 움직일 수가 없었어요

방사선 치료 과정은 힘들지 않았지만 후유증이 좀 심하더라고요. 지금은 씩씩하게 잘 일어납니다만, 그때는 바로 일어날 수가 없었어요. 무릎 뼈가 너무 아파서 한 손으로 바닥을 짚고 엉금엉금 기다시피 해서 힘을 좀 모은 다음 일어서야 움직일 수가 있었죠. '왜 이렇게 일어서기조차 힘들지?' 이런 두려움도 있었는데, 어느 순간부터 괜찮더라고요. 이제는 가볍게 일어날 수 있는 것도 감사하게 생각합니다.

방사선 치료를 받는데, 찌익 하고선
끝이어서 장난하는 줄 알았어요

저는 방사선 치료가 엄청 오래 걸리는 줄 알았어요. 그런데 '찌익'

하고선 끝이더라고요. 처음엔 장난하는 줄 알았죠.

　그런데 방사선 쐬는 시간은 얼마 안 걸리지만 조율하는 데는 한참 걸렸어요. 사람을 눕혀놓고 기계랑 조율하는데, 민망하기도 하고 힘들기도 하더라고요. 여자가 있었으면 좋았을 텐데 다 남자들인 거예요. 게다가 나이 먹은 사람이 있으면 덜 민망한데 젊은 총각 같은 분이 옷을 다 벗고 누워 있는 내 가슴을 물건 주무르듯 하는 게 적응이 안 돼서 죽겠더라고요. 그런데 정작 쐬는 거는 '찌익' 하고 끝이 나니까 얼마나 허무해요? 그래서 제가 물어봤어요. "이게 끝난 거예요?" 그랬더니 "끝난 거예요." 그러더라고요. "뭐 이런 게 다 있어요?" 했더니 원래 방사선은 오래 쐬면 안 된대요.

04 호르몬을 억제하는 항호르몬 요법

항호르몬 요법이란 주로 여성호르몬의 영향을 받아 자라는 암세포에 여성호르몬이 더 이상 공급되지 않도록 차단시키는 치료법입니다. 항호르몬 요법에는 난소에서 더 이상 여성호르몬이 나오지 않게 억제하는 주사 투약법과 호르몬이 생기지 않게 차단하는 약을 복용하는 방법이 있습니다.

많은 유방암 환자가 항호르몬 치료를 받으면서 갱년기 때와 유사한 증상을 경험했다고 말합니다. 심지어 생리가 불규칙해지고 자궁근종이 생겼다고 주장하기도 합니다. 때로는 규칙적인 운동과 채식 위주의 식생활로 부작용을 극복한 경우도 있지만, 항호르몬 요법의 부작용으로 통증과 비만을 말한 환자도 있고, 유방암 재발에 대한 두려움 때문에 항호르몬제를 복용하고 있다는 환자도 있습니다.

- ☐ 속에서부터 불이 나 잠을 잘 수가 없었다.
- ☐ 몸이 뜨겁고 발바닥이 화끈거려서 힘들었다.
- ☐ 추웠다 더웠다를 반복했다.
- ☐ 누군가와 대화할 때 확 달아올랐다.
- ☐ 항호르몬제를 먹고 자궁근종이 생겼다.
- ☐ 유방암이 재발할 것 같은 불안한 생각이 들어 자궁 적출 수술을 했다.
- ☐ 운동 열심히 하고 과일과 채소를 많이 먹으니까 정상으로 돌아왔다.
- ☐ 항호르몬제를 복용하고 3년쯤 지나니까 살이 찌기 시작했다.
- ☐ 재발에 대한 두려움 때문에 임신을 포기했다.

속에서 불이 나서
잠을 잘 수가 없었어요

항암 치료를 받아서 그런지, 갱년기가 오고 폐경이 됐어요. 속에서 불이 나서 잠을 잘 수가 없고, 몸이 너무 뜨거워서 베란다 타일 바닥에 드러누워 있곤 했어요. 화장실은 젖어 있으니까 못 누웠죠. 그렇게 몸이 식으면 그때부터는 한기가 와요. 그럼 다시 방으로 들어가고……. 밤중에 몇 번이나 그랬는지 몰라요. 밤에 몇 번씩 깨는 게 이젠 습관이 됐어요.

몸이 뜨겁고 땀이 많이 나고 발바닥이 화끈거렸어요

수술하고 2개월 뒤에 약을 먹기 시작했는데, 약 때문인지는 몰라도 몸이 뜨겁고 땀이 엄청 많이 났어요. 발바닥도 화끈화끈했고요. 첫 회에는 그런 것들 때문에 정말 힘들었던 기억이 많이 나네요. 수술하고서 바로 여름이 다가왔는데, 하필 그때 처음 느끼는 증상들이 한꺼번에 몰려와 '병에 걸린 게 정말 안 좋은 거구나. 앞으로도 계속 이런 증상에 시달려야 되나? 이렇게라도 살아야 하는가?' 하는 생각을 많이 했죠.

추웠다 더웠다를 반복하더라고요

항호르몬제를 먹으니 처음에는 갱년기 증상이 오더라고요. 너무 더워서 옷을 다 벗어야 할 정도로 열이 머리끝까지 올라왔다가 금방 식는 거예요. 그러면 또 추워서 옷을 껴입어야 되고……. 그런 증상이 1개월 정도 반복됐는데, 그게 갱년기 증상이라고 하더라고요. 다른 분들도 그런 증상을 겪었다고 해서 크게 잘못된 건 아니구나, 하고 안심했죠. 1개월 정도 지나니까 괜찮아지더라고요. 지금은 물론 괜찮습니다.

누군가와 대화를 나눌 때는 확 달아올라요

자연적으로 폐경이 오니까 멀쩡하게 있다가도 확 달아오르고 하더라고요. 밖에서 다른 사람하고 대화를 하던 중에 얼굴이 빨개지곤 하는 거예요. 왜, 안면홍조라고 하잖아요? 남들은 "뭐가 부끄러워 얼굴까지 빨개지느냐?"라고 하지만, 사실 내 마음속에는 아무런 변화가 없는데 얼굴만 그러는 거죠. 자다가 벌떡벌떡 일어나는 불면증 같은 것도 좀 있었어요.

항호르몬제를 먹으면서 생리 주기가 불규칙해지고 자궁근종도 생겼어요

항호르몬제를 먹으니까 갱년기 증상이 나타나기 시작하더군요. 저는 열두 살 때 생리를 시작했어요. 아주 빨랐죠. 그리고 약을 먹기 전에는 단 한 번도 생리 주기가 바뀐 적이 없어요. 매달 28일에 시작해서 1주일간 생리를 했는데, 약을 먹고 1개월이 지나니까 생리 주기가 약간 변하더라고요. 어떤 때는 15일 정도 생리를 할 때도 있고, 아주 적게 나올 때도 있고, 1개월 정도 거를 때도 있고 그러면서 한 2년 정도 매우 불안정했어요. 생리가 언제 시작될지 모르니까 해외여행을 갈 때도 생리대를 챙기고, 어디를 가든 생리대 2~3개는 항상 들고 다녔죠.

그러다 산부인과 정기검진을 받아봤더니 자궁근종이 2개나 생긴 거예요. 의사 선생님에 따라 견해가 조금 다르겠지만 제가 다닌 산부인과 선생님은 제가 먹는 약이 자궁에 영향을 끼칠 수 있다고 생각하시더군요.

유방암이 재발할지 몰라 자궁을 적출했습니다

제가 마흔아홉 살이 되던 해 8월까지 항호르몬제를 복용했는데, 만약 제가 자궁을 적출하지 않았다면 아직도 생리를 계속하고 있지 않을까 하는 생각이 드네요. 그랬다면 여성호르몬이 많이 나와 건강을 유지하는 데 도움이 됐겠죠. 하지만 다른 쪽 유방에 암이 걸릴 수 있는 확률을 따져보다가 계속 생리를 하는 게 불안해서 자궁 적출 수술을 했습니다.

운동 열심히 하고 과일과 채소를 많이 먹으니까 생리가 돌아오더라고요

제가 본래 월경 양이 많았어요. 그런데 호르몬제를 먹으니까 마치 몸살을 하는 것처럼 관절이 아프면서 생리 날짜가 길어지고 양이 적어지더라고요. 심지어 처음 항암 치료 끝나고 나서는 생리를 3개월 정도 아예 안 했죠. 저는 꼭 아이를 낳고 싶거든요. 생리까지 안 하면 '여성으로서 자격 상실이다.'라는 생각에 무너질 것 같더라고요. 그런데 운동 열심히 하고 과일과 채소를 많이 먹으니까 어느 날 생리가 돌아오더라고요. 지금은 1개월에 한 번씩 생리를 꼭 해요.

손발이 저리고
뼈마디가 아팠어요

5년 동안 호르몬제를 먹었어요. 그런데 그 약을 먹으니까 손발이 저리고 뼈마디가 아프더라고요. 선생님께 얘기했더니 약을 바꿔주신 것 같아요. 그러면서 "힘든 일도 하지 말고 어디 부딪치지도 말라."고 그러시더군요.

호르몬제 복용하고 3년쯤 지나면서
살이 찌기 시작했죠

수술하고 호르몬제를 먹었는데, 2년 반인가 3년쯤 지나니까 살이 찌기 시작하더라고요. 본래 체중에서 거의 10킬로그램이 쪘는데, 갈 때마다 선생님한테 혼났어요. 그러면서 "살이 찌는 건 호르몬제의 영향도 좀 있어요. 어쨌든 일단 체중이 올라가면 재발 위험이 높아진다는 건 분명하게 알고 있어야 합니다." 하고 주의를 주시더라고요. 그래서 운동을 두 배 더 열심히 하고 자전거도 더 많이 타면서 원위치로 살을 뺐죠.

10년 동안 계속 복용하는 게 좋다고 해서
요즘도 약을 먹고 있어요

처음에는 화레스톤을 5년 동안 먹었어요. 그걸 먹으니까 위장 장애가 좀 나타나긴 했는데, 제 나름대로 극복했죠. 지금은 약을 바꿔서 페마라를 먹고 있어요. 화레스톤 5년 먹고, 타목시펜을 2개월인가 먹고, 지금은 페마라를 먹고 있는 거죠.

보통 5년 정도면 약을 그만 먹는대요. 5년이 안 됐어도 호르몬 수치가 음성으로 나와 안 드시는 분들도 있고. 그런데 다른 환자들이 가능하면 10년까지 약을 복용하는 게 더 좋다고 하더라고요. 그래서 선생님한테 "괜찮다면 약을 더 먹고 싶어요. 아직은 불안하고 무서워요." 그랬더니 약을 계속 처방해주시더라고요. 물론 약을 안 먹는 것보다는 먹는 게 몸을 더 힘들게 하는 것 같아요.

재발에 대한 두려움 때문에 임신을 포기했어요

약 처방이 내려졌을 때도 저는 임신에 대한 기대감이 있었어요. 그래서 약을 안 먹고 미뤘죠. 그랬더니 교수님께서 야단을 치시더라고요. 혹시라도 재발해서 죽으면 임신이 무슨 소용이냐고 그러시는 거예요. 그래도 살면서 후회하게 될지도 몰라 남편도 저도 검사를 해봤어요. 지금 아들이 하나 있는데, 만약 제가 재발해서 이 세상 사람이 아니게 될 경우 의지할 수 있는 형제를 하나 옆에 두는 게 좋을 것 같아서 그랬던 거죠. 하지만 또 한편으로 생각하니까 그게 참 무모한 짓일 것 같더라고요. 우리 아이한테 필요한 건 또 다른 형제가 아니라 엄마의 모성애와 부모의 따뜻한 사랑이 아닐까 하는 생각이 들어서 임신을 포기했어요. 물론 제일 큰 이유는 재발에 대한 두려움이었죠.

유방암 수술 후 치료 요법에는 어떤 것이 있나요?

유방암 치료의 기본은 수술입니다. 하지만 수술을 했어도 몸속에 눈에 보이지 않는 아주 미세한 암세포들이 퍼져 있을 수 있습니다. 따라서 초음파나 MRI 등 각종 검사에서 깨끗하다고 나와도 재발할 수 있어 이를 방지하기 위해 수술 뒤에 여러 가지 치료를 하는데, 그것을 보조 치료라고 합니다.

보조 치료의 종류는 크게 네 가지입니다. 첫 번째는 항암 치료, 두 번째는 호르몬을 억제하는 항호르몬 치료, 세 번째는 방사선 치료, 마지막은 표적 치료입니다.

첫 번째인 항암 치료의 목적은 혹시라도 몸속에 남아 있을지 모르는 암세포를 죽이는 것입니다. 하지만 암세포와 함께 우리 몸속에 있는 정상 세포들도 많이 죽기 때문에 머리가 빠지거나 토하거나 설사를 하는 등의 부작용이 나타납니다. 이런 부작용에도 불구하고 임파선 전이가 있거나 병이 심한 사람들은 재발 확률이 높기 때문에 반드시 항암 치료를 해야 합니다.

두 번째 항호르몬요법은 말 그대로 호르몬을 억제하는 치료입니다. 같은 유방암 환자라도 암의 성질은 다 다릅니다. 그중에는 특히 여성호르몬의 영향을 많이 받는 암이 있고, 영향을 받지 않는 암이 있습니다. 비율은 대략 호르몬의 영향을 받는 유방암이 두 배 정도 많습니다. 여성호르몬을 차단하면 여성호르몬의 영향을 받는 암은 결국 소멸됩니다. 당연한 얘기지만, 여성호르몬의 영향을 받지 않는 암은 항호르몬요법의 효과가 없습니다.

항호르몬 치료 방법은 다시 몇 가지로 나뉩니다. 우선 여성호르몬이 암세포로 들어가지 못하게 차단시키는 약을 쓰는 방법이 있습니다. 대표적인 약물이 타목시펜입니다. 타목시펜은 호르몬 의존성 유방암 환자들이 기본적으로 처방받는 약물이기도 합니다. 그 다음으로는 다소 극단적이긴 하지만 아예 난소를 제거하는 수술을 할 수도 있습니다. 난소가 없으면 호르몬이 생성되지 않게 되므로 근본적인 치료법이라 할 수 있습니다.

물론 난소를 제거하는 데 따른 부작용을 충분히 고려해서 수술을 결정해야 합니다. 때로는 난소를 제거하지 않고 호르몬 난소 억제제 주사로 그런 효과를 얻을 수도 있습니다. 말 그대로 난소는 그대로 두되, 더 이상 호르몬이 나오지 않도록 억제하는 주사입니다. 폐경이 지난 분들은 이와 달리 아로마타제 억제제를 사용하기도 합니다. 폐경이 지난 뒤에도 부신이라는 곳에서 여성호르몬이 일부 만들어지는데, 아로마타제 억제제는 바로 그것을 차단하는 약물입니다.

세 번째 방사선 치료는 두 가지 경우에 실시할 수 있습니다. 우선 유방 보존 수술을 한 환자는 남은 유방에 암이 생기지 않도록 방사선 치료를 합니다. 또 완전 절제를 한 환자라도 암이 굉장히 크다든가, 임파선 전이가 상당히 많이 돼 있다든가, 아니면 암 조직을 다 떼어낸 뒤에도 남아 있다든가 하는 경우에는 재발

가능성이 매우 높기 때문에 수술 부위나 겨드랑이 등에 방사선 치료를 하게 됩니다.

마지막으로 표적 치료는 조금 생소한 단어지만, 말 그대로 이해하면 그리 어렵지는 않습니다. 모든 암세포가 아니라 특정한 암세포를 겨냥해서 치료한다는 뜻입니다. 즉, '표적'을 정해서 치료를 하는 것입니다. 암세포도 어떤 놈들은 서서히 자라는 반면 어떤 놈들은 매우 빨리 자랍니다. 암세포가 자라는 속도를 조절해 주는 것이 바로 '헐투(Her2)'라는 유전자인데, 일부 암세포는 이 유전자의 기능이 매우 활성화돼 다른 암세포보다 월등히 빨리 자랍니다. 표적 치료란 바로 이 헐투 유전자의 기능을 억제하는 치료를 말합니다. 현재는 시중에 나와 있는 허셉틴 주사를 이용하고 있습니다.

05 표적 치료, 암세포의 증식을 방해하는 약물 치료법

유방암의 보조 치료법 중 하나인 표적 치료는 암세포가 분열하는 속도를 조절하는 유전자인 헐투의 기능이 활성화되지 않도록 억제하는 치료입니다. 인터뷰에 응한 환자 가운데는 표적 치료를 받은 환자가 드물었습니다. 그 환자는 두통을 느꼈지만 큰 어려움 없이 치료를 받았다고 합니다.

☐ 두통 이외의 다른 부작용 없이 편안하게 치료를 받았다.

두통은 있었지만 다른 부작용은 없어서 편안하게 치료를 받았어요

부분 절제 수술을 했으니까 방사능 치료를 해야 한다고 그러더라고요. 그래서 7주 동안 방사능 치료를 18회 하고 나서 허셉틴이라는 항암제를 투여했어요. 선생님이 허셉틴은 일반 항암제와는 다르다고 말씀하시더라고요. "머리가 빠지거나 구토가 심하지 않을 거예요. 그래도 두통은 좀 있을 거예요." 그러셨죠. 실제로 두통 말고는 다른 부작용이 없어서 편안하게 치료를 받았어요. 다 끝내고 나니까 '이제 무언가를 다 마쳤다. 해냈다.' 이런 생각이 들면서 제가 정말 대견스럽고 자랑스럽고 그래요. 행복하고요.

> **tip**
>
> **표적 치료제가 뭔가요?**
> 표적 치료제는 항암제의 일종으로 암세포의 증식을 방해하는 약물을 말합니다. 허셉틴(Herceptin)이 대표적인 표적 치료 주사제입니다. 이 외에도 타이커브(Tykerb), 젤로다(Xeloda)와 같은 경구용 항암제도 있습니다. 표적 치료제는 일반 항암제와 달리 부작용과 합병증이 매우 적은 대신 비싼 것이 단점입니다.

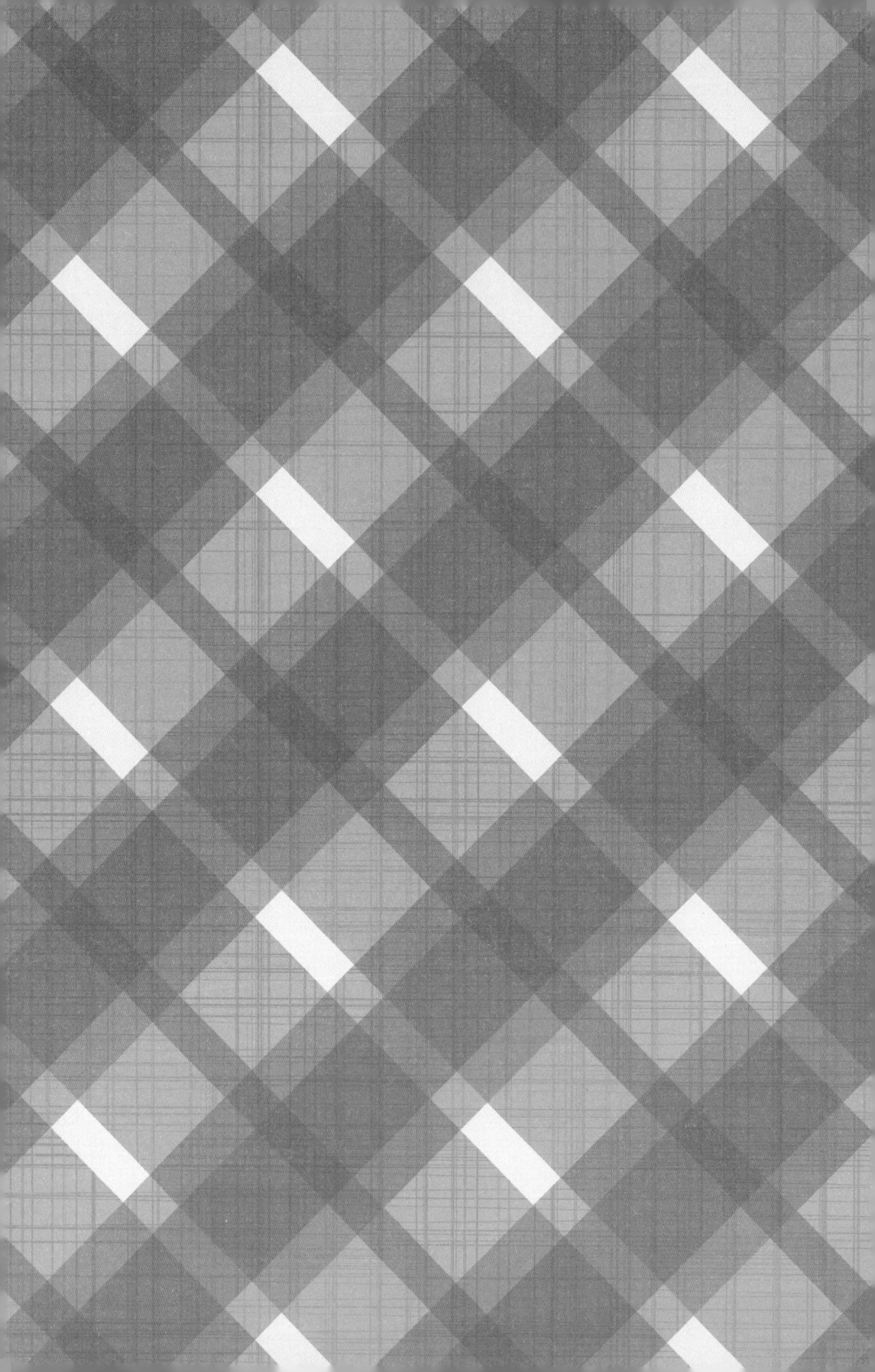

CHAPTER 03

유방암 치료 후 부작용과 합병증 관리에 대하여

01 여성성을 잃었다는 상실감을 안겨주는 탈모

유방암 환자들은 항암 화학요법 치료를 받으면서 모낭이 파괴되어 머리가 빠지는 부작용을 겪게 됩니다. 이처럼 치료 과정 중에 겪는 신체 변화에 환자들은 충격을 받거나 절망, 분노, 우울감 등을 느끼기도 합니다. 어떤 환자는 머리가 빠질 때 통증뿐만 아니라 위압감까지 느꼈다고 합니다.

- ☐ 머리를 빗으면 영화에 나오는 것처럼 머리카락이 뭉텅뭉텅 빠져나왔다.
- ☐ 머리가 한 움큼씩 빠지는 순간 말 그대로 하늘이 노랗게 보였다.
- ☐ 유방 절제 때보다 묶어놓은 머리가 통째로 떨어질 때가 더 큰 충격이었다.
- ☐ 세상이 다 끝난 것 같았다.
- ☐ 인간이 아니라 골룸 같은 모습이어서 충격이었다.
- ☐ 괴물처럼 이상한 모습에 우울증이 왔고 화가 났다.

- ☐ 머리 자체가 없다고 생각하니까 훨씬 마음이 편했다.
- ☐ 항암 치료를 받기 전에 머리를 밀고 가서 울지 않았다.
- ☐ 머리가 빠질 정도면 내 몸은 얼마나 망가질까 하는 위압감을 느꼈다.

머리를 감는데 주먹만 한 뭔가가 매달려 있는 거예요

퇴원하고 한 1주일 정도 지나서 머리를 감았어요. 그때는 내 머리가 긴 편이었어요. 그런데 머리를 감다 보니까 주먹만 한 뭔가가 손가락에 매달려 나오는 거예요. '이상하다, 이게 뭐지?' 하고 보니까 머리가 뭉텅 빠져서 매달려 있는 거예요. 그걸 보고 우니까 남편이 머리를 아예 밀어주겠다며 기계를 가져오더라고요. 우리 애들 머리 잘라준다고 사놓은 커트 기계가 있었거든요. 남편이 그때 그랬어요. "머리 빠질 때마다 울지 말고 차라리 밀어버리자." 그래서 남편 말대로 싹 밀었죠.

머리를 빗으면 영화에 나오는 것처럼 뭉텅뭉텅 빗에 걸려 나와요

퇴원하고 동생 집에 가서 한 이틀 지내다가 화장실에 가서 머리를 빗는데, 머리가 몽땅 빠지더라고요. 한 올 두 올 빠지는 게 아니라 마치 영화에 나오는 것처럼 뭉텅뭉텅 빗에 걸려서 빠져나오는 거예요. 그러고는 집에 왔는데, 심란했죠. 머리는 쥐가 파먹은 것처럼 듬성듬성하고, 집 안은 아무리 치워도 머리카락 천지고. 저도 여자니까 한 올이라도 지키고 싶었죠. 그래서 가위로 대충 자른 다음 아들 면도기로 싹 밀었어요!

그렇게 앉아 있으니까 작은애가 들어와서 나를 보고 "엄마가 스님보다 더 예쁘네." 그래요. "그래, 엄마 두상 나쁘지 않지?" 그랬더니 아무 소리 없이 나가서 자기도 머리를 홀딱 깎고 들어오는 거예요. "너 왜 머리 깎았어?" 그랬더니 "한 사람보다는 두 사람이 좋잖아?" 그래요. 그때는 뭐랄까, '엄마가 죄를 짓는구나.' 하는 생각이 들었죠.

작은애가 나중에 퇴근해서 들어온 큰애를 보고 "형도 머리 깎아!" 그러니까 큰애가 한참 우리를 바라보고 섰다가 "두 사람 머리 정말 예쁘다. 하지만 난 직장 때문에 안 되겠는데?" 그러더라고요.

제가 남편하고는 힘들게 살았지만, 아들 둘을 얻은 것은 정말 행복한 일이었어요.

머리가 한 움큼씩 빠지는 순간
'하늘이 노랗다'는 표현이 딱 와 닿았어요

3~4일 지나니까 머리가 쑤욱, 한 주먹이 빠지는 거예요. 가슴이 철렁 내려앉는 느낌 있죠? 억장이 무너지는 느낌. 하늘이 노랗다는 느낌이 든 게 그때가 처음이었던 것 같아요. 머리가 한 움큼 빠

지는 순간 '이제 올 것이 왔구나! 이 꼴을 어떻게 보나?' 하는 생각에 가슴이 아프더라고요. 선배들이 그랬거든요. 머리카락이 뭉텅뭉텅 빠져서 베개에 굴러다니는 걸 보면 더 힘들어지니까 아예 밀어버리라고.

그때 1주일 이상 머리가 아팠어요. 표현을 어떻게 해야 할지 모르겠네요. 열꽃이 나면서, 손도 못 대게 아린 듯이 막 아파서 어떻게 할 수가 없었어요. 그래서 미용 봉사 단체에 "나 있잖아, 머리 밀어야 될 것 같아. 미장원 가려고 했더니 도저히 자신이 없네." 그랬더니 모자 하나 사 가지고 왔더라고요. 그렇게 머리를 밀었죠.

머리를 밀 때 딴 사람들은 눈물을 흘린다던데, 나는 오히려 덤덤했어요. 나는 "볼 만하네." 그랬지만, 얼마나 못생겼는지 우리 아들이 별명을 붙여줬어요. "그렇지 않아도 오스트랄로피테쿠스인데, 이제 진짜 오스트랄로피테쿠스가 됐네. 우리 엄마는 진화가 덜 됐어. 언제 진화가 될 거야?" 하면서 놀려요.

유방 절제 때보다 묶어놓은 머리가 통째로 떨어질 때 더 큰 충격이었어요

유방 절제를 했을 때는 눈에 보이는 부분이 아니라서 처음에만 엄청난 충격이었고 나중에는 적응을 좀 했죠. 그런데 머리카락이 통째로 빠지니까 그 충격은 정말 말로 할 수가 없었어요.

항암 치료를 2주 정도 하니까 머리가 빠지기 시작하는데, 영화에서 보던 그대로였던 것 같아요. '설마 나는 아니겠지?' 했던 일이 나한테도 일어난 거죠.

　처음에 간호사 선생님이 많이 강조했어요. 유방암 환우들이 가장 많이 겪는 게 탈모에서 오는 우울증이라고. 그 당시 내 머리가 굉장히 길었는데, "미리 머리를 자르십시오." 하고 권하더라고요. 그래도 혹시나 싶어서 자르지 않고 머리를 묶고 있었죠. 머리를 묶고 있으면 조금은 덜 빠질까 싶었던 거예요. 그런데 어느 날 머리를 감으려고 고개를 숙이는데, 묶어놓은 덩어리가 통째로 떨어지더라고요. 그때 충격은 정말 말로 할 수가 없어요.

세상이 다 끝난 것 같았어요

처음에는 세상이 다 끝난 것 같았죠. 딴 사람들은 2차, 3차 치료 후에 머리가 빠지더라고 했는데, 저는 4차 치료 후에 빠지기 시작하더라고요. 그래서 '결국 올 것이 왔구나.' 하고 비관적으로 생각했죠. 그래도 다행히 저는 완전히는 안 빠졌어요. 병원에 가면 동기들이 샘을 냈죠. 그런데 누군가 저에게 "다 밀어버리지 왜 보기 싫게 그러고 다녀? 더 보기 싫다." 그러더라고요. 그때 '저렇게 완전히 밀어버린 사람도 많은데, 나 혼자 이렇게 하고 다닐 게 아니구나.' 하고는 집에 와서 제가 싹 밀었어요.

CHAPTER 03　유방암 치료 후 부작용과 합병증 관리에 대하여

인간이 아닌 골룸의 모습이어서 충격이었어요

항암 치료를 하고 1주일이 지나도 탈모가 안 생겨서 마음을 놓고 있었어요. '나는 빗나가나 보다.' 하고 믿었던 거죠. 아가씨가 빡빡머리가 되면 얼마나 창피하겠어요? 다른 환자들을 보면서도 인정하지 않았죠. 그런데 제가 맞는 항암제는 100퍼센트 탈모가 있더라고요.

2주일이 되는 순간 빗질을 할 수 없을 정도로 머리가 쭉쭉 빠지면서 온 방 안이 머리카락투성이가 되는데, 머리를 감을 수도 없고, 어떻게 할 수가 없었어요. 거울을 보니까 '골룸'처럼 정말 흉측하더라고요.

사실은 암 진단을 받고도 별로 안 울었는데, 머리카락이 빠질 때는 아주 평평 울었어요. '나도 여잔데, 이젠 정말 빡빡 밀어야 하는구나. 나도 똑같은 환자였구나.' 하는 생각이 드니까 정말 슬프더라고요. 하지만 어떡하겠어요, 받아들여야죠. 빡빡 밀고 나니까 속이 오히려 편해졌어요. 다른 환자들도 다 같은 빡빡이니까 서로 위안을 삼고 그러면서 견뎠어요.

괴물처럼 이상한 모습에 우울증이 왔고 화가 났어요

가슴도 가슴이지만 머리 빠지는 것 때문에 우울증이 왔어요. 완전히 흉하죠. 얼굴은 바짝 말라서 눈은 퀭한데, 머리는 여기저기 실

오라기처럼 붙어 있어 정말 괴물처럼 이상했어요. 막 죽여버리고 싶더라고요. 나한테 못한 사람들을 순서대로 그냥……. 그런 악의가 솟아나면서 속에서 뜨거운 게 올라오더라고요. 남편한테는 더 그랬죠. "저리 비켜! 다 너 때문이야!"

스님이 되어보자는
생각을 하니까 괜찮더라고요

생각하기 나름인 것 같아요. 머리를 처음 밀었을 때도 '내가 언제 스님이 돼보겠어? 머리 민 김에 스님 같은 마음으로 한번 살아보자.' 그런 생각을 하니까 그것도 또 괜찮더라고요.

그래도 제가 여자다 보니 마지막 항암 치료가 끝나고 나서는 어느 날부터 사람들의 머리가 눈에 들어오더라고요. '저 머리 예쁘겠다.' 하면서. 얼마나 머리에 관심이 많았는지, 꿈을 꿀 정도였죠. 머리가 날 때가 됐는데 새 머리가 안 나서 '왜 머리가 안 나지?' 하고 있을 때였어요. 어느 날 신랑이 아침에 일어나더니 "니 어제 꿈꾼 거 아나?" 이러는 거예요. "무슨 꿈?" 하니까 자다가 갑자기 "고무줄 줘." 이러더래요. "고무줄은 왜?" 하니까 "머리 묶으려고!" 그러면서.

신랑하고 둘이서 한참 웃었어요. 그러고 얼마 지나지 않아 머리가 삐죽삐죽 나기 시작했어요.

머리 자체가 없다고 생각하니까 마음이 훨씬 편했어요

제가 머리숱이 많은 편인데, 손으로 머리를 만지면 한 움큼씩 빠졌어요. 빗으로 빗는다는 건 상상도 못했죠. 자고 나면 베개에도 머리카락이 수북하고, 거실에도 여기저기 떨어져 있고. 그게 엄청난 스트레스를 주더라고요. 그래서 '이래서는 안 되겠다. 머리를 밀어야 되겠다.' 그런 생각을 했죠. 남편에게 얘기했더니 군대에서 많이 해봤다면서 본인이 직접 밀어주겠다고 그러더라고요. 처음에는 미리를 깎다가 나중에는 면도칼로 밀어줬어요.

어떻게 보면 우리 부부가 참 긍정적이에요. 머리를 다 밀고 나서 저랑 남편이 동시에 이런 생각을 한 거예요. '언제 이런 머리를 해보겠어? 사진 좀 찍어두자.'고. 그래서 '셀카'로도 찍고, 남편이 저를 찍어주기도 하면서 사진을 여러 장 찍었어요.

제가 볼 때는 빡빡이인데도 귀엽더라고요. 그래서 그 사진을 친구들하고 형제, 가족들한테 보내줬습니다. 그랬더니 답장들이 오더라고요. "아우. 귀엽다.", "얼굴이 맑네. 밝아.", "스님 같다.", "잘 어울린다." 등등.

그렇게 머리를 깎으니까 오히려 스트레스가 좀 줄더라고요. 머리카락이 여기저기 떨어진 걸 보는 것보다 아예 머리 자체가 없다고 생각하니까 마음이 훨씬 편했어요.

항암 치료 받기 전에
머리를 밀고 가서 울지 않았어요

어차피 항암 치료를 하면 머리가 빠지잖아요. 그러니까 1~2개월 더 머리카락 가지고 있다가 나중에 슬퍼하느니 아예 항암 치료 들어가기 전에 싹 밀었어요. 저는 지금도 항암 치료를 받는 사람한테 권해요. 다른 사람들 얘기를 들어보면 나중에 목욕탕이나 화장실에서 머리 감다가 시커멓게 빠지는 걸 보고 울고불고 한대요. 그런데 저는 미리 머리를 깎고 마음의 준비를 했기 때문에 그런 걸 못 느꼈죠.

머리가 빠질 정도면 내 몸은
얼마나 망가질까 하는 위압감을 느꼈어요

머리카락이 단풍잎처럼 우수수 쏟아지니 '내 건강도 이렇게 떨어지는 게 아닌가?' 하는 생각이 드는 거예요. '머리가 이렇게 빠질 정도면 내 몸은 얼마나 망가지고 있는 거지?' 하면서 항암제가 얼마나 독할까 하는 위압감이 느껴지더라고요. '항암 치료를 받아 유방암은 괜찮아지겠지만, 다른 기능이 망가지면 그 후유증을 어떻게 안고 살아야 되나?' 그런 압박감 때문에 많이 우울했어요.

억지로 뽑아내는 것처럼
얼마나 아픈지 말도 못했어요

항암 주사를 딱 한 번 맞았는데, 어쩜 그렇게 싹 빠지는지……. 머리는 뿌리가 있잖아요? 그런데 그게 막 들뜨는 것 같았어요. 마치 머리카락을 억지로 뽑아내는 것처럼, 얼마나 아픈지 말도 못했어요. 결국은 하나도 안 남고 아주 반들반들하게 다 빠졌어요. 어쩜 그렇게 빠졌는지 몰라. 아주 반들반들하니까 사람꼴이 말이 아니죠. 털이 하나도 없으니까. 그리고 2차, 3차 치료 때는 얼굴을 까맣게 덮는 게 문제였죠. 그러니까 몰골이 말도 아니어서 정말 괴로웠어요.

> **유방암 전문가의 FAQ**
>
> ## 유방암 보조 치료의 부작용에는 어떤 것이 있나요?
>
> 앞에서 말씀드린 대로 유방암 보조 치료 방법은 항암 치료와 방사선 치료, 항호르몬 치료, 표적 치료 네 가지를 꼽을 수 있습니다. 각 치료법은 모두 큰 장점을 가지고 있지만 그에 따른 부작용도 있습니다.
>
> 항암 치료의 부작용으로는 가장 먼저 '탈모'를 꼽을 수 있습니다. 항암제가 몸속에 들어가 암세포뿐만 아니라 두피세포까지 다 죽여버리기 때문입니다. 탈모의 증상은 항암제의 종류에 따라 조금씩 다릅니다. 하지만 심하거나 덜한 차이는 있어도 탈모가 없는 항암제는 없다고 생각하는 것이 좋습니다.
>
> 그 다음으로는 장세포와 위세포가 모두 영향을 받기 때문에 구토 증상과 설사가 나타나게 됩니다. 이와 더불어 심한 근육통이나 몸살이 오고, 피부 색깔이 좀 검어지기도 합니다. 전반적으로 피부 탄력이 떨어지지만, 환자에 따라 기미 같은 게 생기기도 합니다. 일반적으로 항암 치료를 하면 식사를 제대로 못해서 체중이 주는데, 이를 커버하기 위해 지나치게 먹다가 오히려 살이 찌는 경우도 있습니다. 약제에 따라서 몸이 붓는 부작용이 나타나기도 합니다. 또, 항암 치료를 받다 보면 백혈구가 많이 감소해 고열에 시달리는 경우도 있습니다.
>
> 항호르몬 치료의 부작용 중 가장 흔한 것은 월경이 불규칙해지

거나 없어지는 것입니다. 이 때문에 젊은 여성이 폐경과 비슷한 증상을 겪기도 합니다. 대표적인 것이 얼굴이 붉어지거나 잠이 안 오고, 가슴이 두근두근하거나 쉽게 짜증을 내는 것입니다. 수시로 더웠다 추웠다 하면서 식은땀이 나기도 합니다. 한편 항호르몬제 대신 난소억제제 주사를 맞으면 월경이 완전히 없어집니다.

일반적으로 항호르몬 치료는 2년 정도 하는데, 약제에 따라서는 손발이 뻣뻣하고 일어났다 앉기가 힘들어지는 몸살 같은 증상을 겪을 수도 있습니다.

방사선 치료의 대표적인 부작용은 일종의 '화상'과 같은 증상입니다. 일단 피부가 새까맣게 변했다가 몇 달 만에 다시 돌아오는데, 이때 피부색이 변할 수도 있습니다. 또한 화상과 마찬가지로 통증이 올 수도 있고, 피부가 뻣뻣하고 딱딱해집니다. 유두에 방사선 치료를 할 경우에는 유두가 많이 부풀어 오르거나 아플 수도 있습니다.

마지막으로 표적 치료는 헐투라는 유전자의 기능이 활성화되는 유방 암세포에만 영향을 미치기 때문에 다른 기관에는 큰 영향을 미치지 않습니다. 다만 1~3퍼센트의 환자는 심장 독성을 겪을 수도 있습니다. 한마디로 심장에서 피를 짜내야 하는데 그 힘이 떨어지는 것입니다. 하지만 표적 치료를 할 때는 주기적으로 심장 기능 검사를 같이 하기 때문에 염려하지 않아도 좋습니다.

02 팔이나 겨드랑이가 붓는 임파부종

임파부종은 유방암 수술 시 임파선을 절제했거나 방사선 치료 후 임파관이나 임파절이 손상돼 림프액의 흐름이 정체되면서 팔이나 겨드랑이가 붓는 증상을 말합니다. 유방암 환자들은 누구나 임파부종에 대한 염려를 하고 있으며, 예방법과 대처법도 상세히 알고 있습니다.

실제로 임파부종 증상이 나타났을 때 압박붕대를 감고 마사지를 하는 식으로 대처했다는 환자도 있고, 수영과 같은 운동이나 스트레칭의 도움을 받은 경우도 있습니다. 하지만 팔에 무리가 갈까 봐 지나치게 조심하는 바람에 우울감을 느낀 경우도 있습니다.

☐ 임파부종은 평생 조심해야 한다는 것을 생각지 못했다.
☐ 팔이 부을까 봐 무거운 걸 들지 않으려고 조심하고 있다.

- ☐ 팔을 내려놓고 있으면 약간 붓는다는 느낌이 있다.
- ☐ 운동을 했더니 부종이 줄었다.
- ☐ 압박붕대로 감고 팔을 들고 있으면서 중간중간 마사지를 해주었다.
- ☐ 수영을 1개월쯤 하니까 아픈 팔이 제대로 돌아왔다.
- ☐ 평생 도움을 받으면서 살아야 한다는 게 서글펐다.

임파부종은 평생 조심해야 한다는 걸 잘 몰랐어요

안내문을 읽어는 봤는데, 평생 조심해야 한다는 건 잘 몰랐어요. 혈압도 재면 안 되고, 상처가 나도 안 되고, 수술한 쪽 팔에 파스를 붙여도 안 되고 등등 여러 가지가 있었는데, 그게 수술하고 회복할 때까지만 그러는 줄 알았거든요.

팔을 잡아당기는 운동을 하다 보니까 어느 날 팔이 조금 무지근하더라고요. 그래서 팔을 벌리니까, 한쪽이 쑥 나온 거예요. 임파부종이 온 거죠.

병원에 2개월에 한 번도 가고 1개월에 한 번도 갈 때라 선생님한테 얘기했더니 스타킹을 팔에 끼래요. 그런데 스타킹을 끼면 피부가 연해서 자꾸 상처가 나는 거예요. 임파부종은 상처가 나면 안 되잖아요. 그래서 조금 끼다가 빼버렸어요.

팔이 부을까 봐 무거운 것도 안 들고 조심하죠

수술을 다시 하면서 귀 뒤로, 어깨 쪽까지 다 절제했어요. 그러니까 지금은 어깨, 날갯죽지 그리고 뒤쪽만 살아 있어요. 지금 우리 회원들은 팔을 아낀다고 안 써요.

 수술 끝나고 병실로 오자마자 팔을 올려봤어요. 팔이 땅기고 온몸이 다 아프더라고요. 그때부터 팔을 쓰려고 노력을 많이 했어요. 오늘 이만큼 올렸으면, 내일은 좀 더 올리고……. 지금은 누가 봐도 내가 팔이 아프다는 걸 잘 몰라요. 다만 무거운 걸 드는 건 조심하죠. 팔이 부을까 봐. 한 번 부으면 무섭더라고요. 심지어 옷을 입으면 팽팽할 정도로 부어요.

 회원들 가운데 팔 붓는 사람이 많아요. 관리를 못해서 그런 것도 있고, 체질이 그런 사람도 있는 것 같아요. 어쨌든 힘을 못 써요. 그리고 또 불편한 점이 병원에서 혈관을 찾기가 힘들어지는 거예요. 한쪽 팔만 쓰다 보니 건강한 혈관도 약해지나 봐요. 심지어 발에 주사를 맞는 경우도 있어요. 그래도 다행이죠. 한쪽이라도 남아 있으니.

한 번 부종이 오면 낫질 않는대요

부종은 한 번 생기면 잘 낫질 않는대요. 단백질이 원활하게 공급되도록 임파선에서 순환을 시켜줘야 하는데, 그걸 다 잘라버렸으니까 순환이 멈추잖아요. 그러니까 단백질이 오도 가도 못하고 굳어 있는 거죠. 완치는 안 되지만, 수영도 하고 마사지도 하고 그러면 부었던 것이 좀 풀어져요.

팔을 내려놓고 있으면 약간 붓는다는 느낌이 있습니다

제가 오른손잡이인데 오른쪽 겨드랑이에 있는 임파선을 잘라냈어요. 이제 7년째인데, 5년 정도까지는 무거운 걸 거의 들지 못했죠. 예를 들어 3킬로그램짜리 세제 두 개를 사서 집까지 한 200미터쯤 들고 오면 그 다음 날까지 팔이 아픈 거예요. 그리고 이 팔을 내려놓고 있으면 약간 붓는 듯한 느낌이 있습니다. 임파부종이 걱정돼서 늘 팔을 올려놓게 되죠.

집에서 와이셔츠를 다섯 장만 다려도 팔이 아파요. 저뿐만 아니라 임파선을 제거한 다른 유방암 환자들도 틀림없이 저와 같은 불편이 있을 거예요. 다행히 저는 아직까지 임파부종이 없지만 그것을 늘 염려하죠. 언제라도 생길 수 있으니까요.

운동을 하면 좀 낫지 않을까 했는데, 정말 부종이 줄더라고요

치료를 받고 오면 관절이나 이런 데가 너무 쑤셔서 걸을 수도 없을 정도로 힘들었죠. 대부분 시체처럼 누워서 하루를 보냈어요. 그리고 수술한 지 1개월 만에 임파부종이 와서 팔이 붓기 시작하더라고요. 아무래도 운동을 하면 좀 낫지 않을까 싶었죠. 허셉틴 치료를 받을 때는 어떤 활동이든 할 수 있어 요가를 시작했어요. 10개월가량 됐는데, 아주 좋아요. 부종도 좀 덜하고, 몸에 있는 지방도 어느 정도 빠져나가기 시작했어요. 정신건강에도 많은 도움이 된 것 같아요. 매일 명상을 하면서 조금 더 밝게 생각하게 되었고, 몸도 점점 유연해졌죠. 요가를 정말 강력하게 추천하고 싶어요.

압박스타킹을 두르고 마사지를 자주 해주니까 3일 만에 들어갔어요

수술하고 나서 팔에 압박스타킹을 두르고 있었더니 부종이 심하지는 않았어요. 그런데 퇴원해서 항암 치료를 받을 때 한 번 부종이 왔어요. 잔뜩 부어서 손이 구부러지지 않을 정도로 부종이 심했어요. 그때 병원에서 배운 대로 압박붕대로 감고 스타킹을 두르고 수시로 마사지를 했더니 3일 만에 쏙 들어가더라고요. 그 뒤로는 부종이 없었어요. 그 얘기를 하면 다들 신기하다고 해요. 한 번 부종이 생기면 잘 없어지지 않는다고 하더라고요. 저는 그게 얼마나 감사한지 몰라요.

수영을 1개월 정도 하니까 팔이 제대로 돌아오더라고요

수술하고 1년 넘게 팔이 붓고 제대로 들지 못하니까 저 스스로 자포자기를 했어요. 그때 '수영을 하면 좀 나을 텐데…….' 하는 생각이 들더라고요. 수술하기 전에 수영을 했거든요. 그런데 6개월 정도 차일피일 미루다 못 갔어요. 가슴을 드러내는 게 영 자신이 없더라고요. 그래도 안 되겠다 싶어서 눈 딱 감고 갔죠. 다 아는 사람들이잖아요. 내가 다니던 데니까. 아예 다 얘기를 했죠. "그동안 가슴 수술을 해서 수영을 못 나왔어요. 이제 팔운동이라도 할까 하고 다시 나온 거예요." 그렇게 1개월 정도 수영을 하니까 팔이 제대로 돌아오더라고요. 그래서 지금도 계속 수영을 하고 있어요. 산에도 1주일에 두 번씩 다니고요.

주물러주고 스트레칭을 하니까 부종이 빠지더라고요

왼손으로 오른손을 수시로 만져요. "왼손아, 네 오른손 친구는 너를 사랑하지? 오른손이 없으면 얼마나 힘들겠니? 왼손아, 네가 해줄 수 있는 데까지 오른손한테 해줘봐." 이렇게 혼자 얘기하면서 만져주는 거예요. 그런 다음 팔을 심장 위쪽으로 올려 주물러주죠. 약간 심하다 싶을 때는 팔을 위로 올리고 자기도 해요. 스트레칭도 많이 하고 그러니까 부종이 조금 빠지더라고요.

운동화조차 힘 줘서 빡빡 빨지 못하는 게 참 속상했어요

오른쪽 임파선을 절제했기 때문에 오른팔에 부종이 왔어요. 부종 때문에 제일 속상했던 건 우리 딸아이 운동화를 제대로 빨아주지 못하는 거였어요. 부종이 올 때는 힘을 주면 안 되거든요. '이제는 내가 가족에게 도움을 주는 게 아니라, 도움을 받으면서 살아야 하는구나.' 하는 생각이 들어서 참 서글펐어요. 그전에는 그런 생각을 안 했거든요. 신앙생활도 남한테 도움을 주는 것만 생각했지, 도움을 받는다는 건 너무 어색했어요., 저한테는.

물리치료 때문에 부종이 올 수도 있으니까 내 몸을 잘 살펴야 해요

물리치료가 모든 사람에게 다 맞는 건 아니거든요. 실제로 저는 치료를 받으면서 오히려 부종이 더 심해졌어요. 물리치료사 선생님이 공감할지 안 할지 모르겠지만, 저 같은 경우에는 약하게 해야 했던 거죠. 그러니까 물리치료를 받을 때, 주의 집중해서 자신의 몸을 관찰할 필요가 있어요. 그리고 그 치료가 자신한테 적절한지 아닌지 판단을 해야죠.

유방암 전문가의 FAQ

유방암 환자가 일상생활에서 주의해야 할 점은 무엇인가요?

"선생님, 어떻게 하면 완치될 수 있나요? 제가 뭘 하면 될까요?" 이것이 암 환자들이 가장 많이 하는 질문입니다. 제일 중요한 건 정해진 스케줄에 맞춰서 정해진 치료를 하는 것입니다. 항암 치료가 필요하다 하면 항암 치료를 하고, 약을 먹는 게 중요하다 하면 약을 먹어야 합니다. 예를 들어 5년 항호르몬 치료를 예정대로 마친 사람과 중간에 임의로 끊은 사람은 재발률에서 확실한 차이가 납니다. 다시 말해 특별한 일이 없으면 치료를 계획대로 모두 마치는 것이 가장 중요합니다.

그 다음으로 "뭘 하면 될까요?"에 대한 답은 간단합니다. 첫 번째는 긍정적인 생각을 가지는 것입니다. 똑같은 병이라도 '내 병은 내가 치료하겠다.'는 적극적인 환자도 있고, '난 암에 걸렸으니까 곧 죽을 거야.' 하는 환자도 있습니다.

적극적인 환자들은 환우회를 만들어 정보를 교환하고 야유회도 가는 등 여러 가지 활동을 합니다. 이런 적극적인 사고와 활동들이 치료에 큰 도움이 됩니다. 설사 재발하더라도 그에 맞는 치료법이 많으니까 적극적인 생각을 가지는 게 좋습니다.

"뭘 먹고 뭘 해야 하나요?"라는 질문도 많이 하는데, 가장 권장하는 것은 운동입니다. 걷기, 달리기, 에어로빅, 수영, 자전거 등등 자기 몸에 맞는 여러 가지 운동을 하다 보면 자연히 기분이 좋아지고 체중도 조절됩니다. 체중 조절은 그 자체로 암 예방 효과가 있습니다. 음식은 뭘 먹고 뭘 먹지 말라고 할 수 없습니다. 정답은 골고루 먹는 것입니다. 즉, 본인이 원하는 것은 다 먹을 수 있습니다. 오리고기든 돼지고기든 고기 종류도 가릴 필요가 없고, 회도 가릴 필요가 없습니다. 살이 찌지 않는 범위에서 먹고 싶은 걸 골고루 먹으면 됩니다. 특히 저는 나이 드신 분들은 여러 가지 치료를 받다 보면 영양 불균형이 올 수 있어 종합 비타민은 드셔도 된다고 권장합니다.

03 정서 안정으로 극복할 수 있는 심리적 스트레스

유방암 환자들은 수술을 하고 약물이나 호르몬 치료 등을 받으면서 나타나는 신체의 변화로 인한 정서적 고통을 경험하게 됩니다. 때로는 약물 치료에 따르는 여러 가지 통증, 탈모나 체중 증가, 재발에 대한 두려움, 육아 문제 등으로 우울증이나 분노 같은 부정적인 정서 반응을 나타내기도 합니다. 뿐만 아니라 힘든 일이나 사회생활을 하지 못함으로써 삶의 질이 변해 우울한 증세를 겪기도 합니다.

우울증을 경험한 유방암 환자 가운데 일부는 정서적 안정을 찾기 위해 유방암을 겸허히 수용하고 활력을 찾으려고 노력합니다. 때로는 자연 속에서 긍정적인 에너지를 받아 정서적 안정을 얻은 경우도 있습니다.

☐ 왜 나만 이런 고통을 당해야 하느냐는 원망 같은 것이 있었다.

☐ 약물 때문에 순간적으로 오는 우울증을 어떻게 할 수가 없었다.

☐ 재발과 육아에 대한 걱정으로 힘들고 무기력했다.

☐ 한창 꾸미고 다닐 나이에 머리가 다 빠지니까 우울증이 왔다.

☐ 일 그만두고 집에만 있다 보니 마음을 많이 다쳤던 것 같다.

☐ 별생각이 다 들었지만 이것도 운명이라 생각하고 받아들였다.

☐ 만사가 귀찮은 무기력한 상태였는데 사교춤을 배우면서 떨쳐버렸다.

☐ 치료 중에는 정신력이 좀 강해야 한다.

☐ 민들레를 생각하면서 생명의 기운을 얻었다.

갑자기 참을 수 없을 정도로 화끈거렸어요

날씨가 따뜻해지니까 얼굴이 더 빨갛게 달아오르고, 갑자기 화끈거리더라고요. 몇 초 안 되지만 도저히 참지 못할 정도로 힘들었죠. 너무 더워서 옷을 벗어버리면 1분도 지나지 않아 바로 추워지고……. 부채질도 하고 그러면서 1년 반을 참았어요. 그러다 3개월 동안 컴퓨터를 배우러 다녔는데, 어깨가 아파서 도저히 못하겠더라고요. 눈도 아프고.

컴퓨터 공부를 하면서 언니 두 분을 사귀었는데, 그분들이 요가를 하자고 그러더군요. 컴퓨터 교육과 마찬가지로 동사무소에 가서 배우면 된다는 거예요. 그렇게 요가를 시작했는데 2주일 만에 증상이 없어졌어요. 이제 2개월째 요가를 하고 있어요.

나만 왜 이런 고통을 당해야 하느냐는 원망 같은 게 있었어요

세상에서 나 혼자만 아픈 것 같고, 나만 왜 암에 걸려서 이런 고통을 당해야 하느냐는 원망 같은 것도 있었죠. 그때는 '모유수유 안 하고, 고기를 많이 먹으면 암에 걸린다.' 그런 생각을 하고 있었는데, 나는 고기도 좋아하지 않고 모유수유를 안 한 것도 아니거든요. 작은애가 우유를 안 먹어서 젖이 적어도 모유수유를 했죠. 그런데 왜 내가 암에 걸렸는지 화가 났어요.

약물 때문에 오는 순간적인 우울증은 어떻게 할 수가 없더라고요

항호르몬 치료를 하다 보니까 약물 때문에 순간적으로 우울증이 오더라고요. 어떻게 할 수가 없었죠. 12층에서 뛰어내리고 싶을 정도의 충동을 느끼기도 했고, 며칠 동안 소파에 앉아서 리모컨만 만지작거린 적도 있어요. 15일 정도는 아무것도 하기 싫고, '이렇게 살아서 뭐 하나? 이럴 바엔 차라리 그냥…….' 이런 생각을 많이 했죠. 제대로 먹지도 못하고 거의 밑으로 쏟아내니까 물 한 잔도 못 마셨어요. 내 손에서 나는 냄새도 맡기가 싫었어요. 아니, 모든 냄새가 다 싫었어요. 우리 병원 영양사님이 일부러 밖에 나가서 내가 좋아하는 걸 사다가 요리를 따로 해줄 정도로 심했죠.

식구들이 집에 오자마자 자기 방으로 들어가니까 많이 외로웠어요

한 동네에 오래 살아서 오며가며 얼굴 익힌 사람이 좀 많았어요. 문병 오는 사람들 빼고는 그런 사람들 보기가 좀 그래서 돌아다니지 않았어요. 그러다 보니 거의 하루 종일 혼자 지냈어요.

딸은 툭하면 직장 회식에다 친구 만나고 그러느라 10시, 11시나 되어야 들어오고, 아들 역시 대학에 다니느라 바빴죠. 남편은 낚시 납품 일을 하는데, 여름철에는 엄청 바빠요. 그러니까 식구들이 다 모이는 시간이 잘해야 10시, 11시인데 그나마 집에 오자마자 인사하기 바쁘게 씻고 방에 들어가면 그만인 거죠. 그래서 많이 외로웠어요.

주사 맞고 와서 소파에 드러누워 있으면 뭔가 다 빠져나간 것처럼 몸이 텅 빈 것 같고, 기운도 없고, 땅속으로 빨려 들어가는 것 같았어요. 겨우 일어나서 물 한 잔 마시고 정신을 차리곤 했죠. 우리 집 앞에서 수요일마다 장이 서는데, 내려다보면 뭘 사러 나왔는지 사람들이 막 분주하게 다니는 게 그렇게 부러운 거예요. '나는 언제 저 사람들처럼 저렇게 씩씩하게 걸어 다닐까?' 그런 생각이 막 들고 그랬어요. 그때 생각하니까 눈물이 나오려고 하네요.

재발과 육아에 대한
걱정으로 힘들었어요

재발과 육아에 대한 걱정이 제일 컸죠. '만약 5년, 10년 안에 재발하면 어떡하지? 애들이 초등학교에 들어가는 거라도 볼 수 있을까?' 이런 생각이 자꾸 들더라고요. 그리고 항암 치료를 받으면서 굉장히 무기력해졌어요. 아무런 의욕이 없는 거예요. 머리카락이 다 빠져나간 모습을 보여주기 싫으니까 사람 만나기도 싫고……. 기본적인 생활 외에는 거의 누워만 있었어요.

한창 꾸미고 다닐 나이에
머리가 다 빠지니까 우울증이 오더라고요

그때가 서른한 살이었어요. 한창 외모에 관심도 많고 꾸미고 다닐 나이에 갑자기 머리가 다 빠지니까 정말 말도 못하게 우울해지더라고요. '내가 왜 이렇게 살아야 하지? 차라리 죽는 게 낫지 않을까?' 이런 생각 많이 했죠. 항암 치료 때문에 몸살에다 구토, 두통 이런 부작용들이 오니까 견디기가 정말 힘들었어요. 아파트에서 아래쪽을 내려다보면서 '뛰어내려? 말아? 뛰어내려? 말아?' 이런 생각을 하루 열두 번도 더 했던 것 같아요.

남들은 살이 빠진다는데 저는 오히려
살이 쪄서 우울증이 왔어요

남들은 항암 치료를 하면 살이 빠진다는데 저는 오히려 10킬로그램이 졌어요. 항암 치료를 받고 나오면 1~2일은 구토를 하다가 3~4일째부터는 음식이 막 당기는 거예요. 저는 겨울에도 항암 치료를 계속했는데, 수분이 부족하니까 귤이나 수분이 많은 과일들이 당기더라고요. 귤을 10킬로그램짜리 박스째 사다 놔도 3일이면 없어지는 거예요. 계속 앉아서 먹는 거죠. 게다가 밥맛이 없으니까 비스킷이나 빵처럼 먹으면 안 되는 음식들을 많이 먹었어요.

그 당시 너무 많이 토해서 식도랑 위벽이 많이 상했어요. 그래서 구토를 할 것 같으면 얼른 입에 집어넣고 삼키고, 또 토할 것 같으면 또 집어넣어 삼키고 그랬죠. 그러니까 구토를 방지하기 위해서 그렇게 많이 먹은 거예요.

금세 피로를 느끼기 때문에 컨디션을 조절해가면서 생활하고 있어요

시간이 지나면 좀 회복될 줄 알았는데 그렇지 않은 것 같아요. 그래서 컨디션을 조절해가면서 생활하고 있죠. 때로는 좀 우울하기도 해요. 겉으론 정말 멀쩡해 보이지만 보통 사람들이 하는 그런 일은 할 수가 없거든요. 금세 피로를 느끼니까요. 마음 같아선 꼭 하고 싶은데 몸이 따라주지 않으니까 의기소침해지는 면이 있어요.

호르몬제를 먹고 있었는데, 그 약의 부작용으로 불면증이 심했어요. 지금은 약을 안 먹으니까 새벽 2시쯤 자는데, 그때는 거의 매일 새벽 4~5시쯤 잠이 들었어요. 그나마도 잠들고 싶어서 잠드는 게 아니라, 너무 힘들어서 잠을 자는 거였죠. 그래서 약을 5년 동안 먹어야 한다고 했는데도 저는 3년 먹고 끊었어요. 다행히 불면증은 많이 나아졌어요.

일 그만두고 집에만 있다 보니 마음을 많이 다쳤던 것 같아요

제가 고고학을 전공했는데, 암에 걸린 뒤로는 현장에서 뛰기가 힘들어 대학 강의만 나갔어요. 그리고 1년 반 정도 집에서 하루 세끼 밥을 해 먹으면서 식이요법을 했죠. 그전에는 한 번도 그렇게 해본 적이 없었어요. 가능하면 모임도 절제했고. 그때 몸도 아팠지만 마음도 많이 다쳤던 것 같아요. 그러면서 사람을 만나기 싫어하고, 우울증도 같이 온 것 같아요.

   사실 그때까지는 내가 유방암 환자라는 자각이 별로 없었어요. 계속 유방암 치료를 받고 있고, 약을 먹고 있는데도 불구하고 평생 유방암과 함께 가야 한다는 인식이 부족해 내적인 갈등이 굉장히 많았던 거죠.

운명이라 생각하고 받아들이는 길밖에 없는 것 같아요

'식구들한테 소홀히 한 것도 없고, 남들보다 잘 먹고 잘살기 위해 욕심을 낸 것도 아니고 그저 열심히 살았을 뿐인데, 왜 나한테 이런 병이 왔는가?' 하는 생각이 많이 들었어요. 우울증이 오니까 별생각이 다 들더라고요. '남들처럼 즐겁게라도 살았으면 덜 억울할 텐데……' 하다가 '이것도 내 운명이다.' 생각하니까 마음이 그냥저냥 가라앉더라고요. 어쨌든 모든 걸 받아들이는 길밖에 없는 것 같아요. 이것저것 따지다 보면 내 마음의 병만 더 심해지거든요.

만사가 귀찮은 무기력한 상태였는데
사교춤을 배우면서 떨쳐버렸어요

우울증까지는 안 갔어도 무기력해지더라고요. 사람 만나는 것도 싫고 그래서 2~3개월 동안 집에서 잠만 잤어요. 같이 수술한 친구가 "그렇게 하고 있으면 우울증 걸려. 나와서 밥도 먹고 얘기도 하자." 그렇게 전화를 걸어주곤 했는데, 그것도 싫더라고요. 시어머니는 그렇다 쳐도 남편과 사이가 안 좋아서 더 그랬죠.

그러다 어느 날 문득 '이렇게 있다가는 신짜 폐인 되는 거 아닌가?' 하는 생각이 들더라고요. 그래서 '안 되겠다. 살아야지. 아직 젊은데, 몇 년 살아보지도 못하고 이러면 안 되잖아?' 하면서 마음을 다잡았죠. 그래서 친구들 만나고 그러다가 우연한 기회에 사교춤을 배우게 되면서 스트레스를 떨쳐버렸죠.

치료 중에는
정신력이 좀 강해야 해요

우리 집이 9층인데, 떨어져 죽으려고 다리를 하나 내놨다가 무서워서 그만뒀어요. 그렇게 하면서 그 힘든 시간들을 다 보냈죠. 세월이 약이라고, '한 번도 거르지 않고 맞아야겠다.'는 정신력만 가지고 있으면 아무리 힘들어도 다 지나가요. 그러니까 유방암 치료 중에는 정신력이 강해야 해요. 먹기 싫고 비위에 맞지 않는다고 밥을 안 먹으면 결국 기운이 없고, 백혈구 수치도 떨어지잖아요. 그래서 주사를 못 맞으면 치료 시기도 길어지고, 내 몸은 더 가라앉고 그렇게 되거든요.

나는 정신력 하나는 강했던 것 같아요. 억지로라도 뭐는 먹고, 약한 주사를 맞더라도 한 번도 거르지 않았죠. 어떤 사람들은 그것도 못 맞고 가는 경우도 있더라고요. 너무 안 먹어서 그런 거죠. 외래에서 주사를 맞는데, 3일이 고비더라고요. 3일만 지나면 조금씩 괜찮아져요. 가끔 대학생 아들이 알바를 해서 번 돈으로 과일 칵테일을 사다가 얼음 넣고 주스를 갈아주기도 해요. 얼음이 버석버석하는 그걸 한 잔 먹으면 배도 부르고 정신도 나요.

깎여 나가지 않은 민들레를 보면서 생명의 기운을 얻었어요

시멘트 바닥과 잔디밭 경계에 민들레꽃이 피어 있었어요. 그런데 다른 곳은 다 깎여 나갔는데 민들레는 그대로 남아 바람에 흔들리고 있더라고요. 그 모습을 보면서 '나도 지금 저렇게 흔들리는 시기구나.' 하는 생각을 했죠. 잔디가 다 깎여나갔는데도 꿋꿋이 살아남은 민들레가 유방암에 걸렸지만 살아 있는 내 모습과 비슷하게 느껴진 거예요. 민들레가 바람에 흔들리는 모습은 항암을 맞고 휘청휘청하다가 결국은 원상 복구하는 내 모습이죠. 그렇게 민들레가 내 모습과 오버랩되면서 다정하게 다가왔어요. 그런 민들레의 영상을 보고 '저렇게 흔들려야 살 수가 있구나, 씨앗을 바람에 날려서 다시 그 다음을 기약할 수가 있구나.' 그런 생각을 하면서 많은 생명의 기운을 얻었어요.

주사가 유독 무서웠는데 위기 상황이 오니까 강해지더라고요

누구나 유독 무서워하는 게 있잖아요. 저는 그게 주사였어요. 그걸 어떻게 맞을지 걱정이 태산 같았죠. 그런데 사람은 위기가 닥치면 강해지는 것 같아요. 덤덤하게 시간이 해결해주는 것도 있고요. 물론 이제 다 지난 일이니까 이런 얘기도 할 수 있는 거죠.

저도 예전에는 누가 이런 얘기를 하면 못 믿었지만, 실제로 경험해보니까 시간이 해결해주는 게 맞더라고요. 그리고 그런 과정을 거쳐야만 내가 살 수 있는 거죠. 목숨이 얼마나 소중해요? 우리가 흔히 '죽고 싶다. 못 살겠다.' 하지만 진짜 죽고 싶어서 그러는 건 아니잖아요?

유방암의 예후는 어떠한가요?

유방암의 예후는 비교적 좋습니다. 다시 말해 치료가 잘되는 편입니다. 일반적으로 암은 '5년 생존율'을 많이 따집니다. 5년만 잘 지내면 완치됐다고 보는 거죠. 그래서 대부분의 암은 5년 안에 죽느냐 사느냐가 결정된다고 할 수 있습니다.

하지만 유방암은 좀 다릅니다. 진행이 매우 느린 편이기 때문에 5년 후에 재발하는 경우도 꽤 있습니다. 이 때문에 유방암의 생존율은 5년이 아니라 10년을 기준으로 봅니다. 10년 후 완치 확률은 1기의 경우 약 90퍼센트, 2기의 경우 대략 80퍼센트, 3기의 경우 대략 60퍼센트 정도로 보면 됩니다. 대체로 다른 암에 비해 생존율이 매우 높은 편입니다.

10년이 아니라 5년을 기준으로 보아도 생존율이 매우 높습니다. 유방암의 경우 기수에 상관없이 전체 환자의 5년 생존율이 대략 90퍼센트입니다. 유방암 환자 100명 가운데 90명은 5년 후에도 살아 있다는 뜻입니다.

이 수치는 미국과 거의 맞먹는 수준이고, 일본이나 유럽보다는 좀 더 높은 편입니다. 우리나라는 유방암 환자의 숫자는 매우 많은 편이지만, 생존율은 매우 높습니다.

우리나라의 유방암 생존율이 높은 이유는 크게 두 가지입니다. 첫 번째는 조기 발견 환자가 그만큼 많아서입니다. 옛날에는 1기 환자가 적었지만 지금은 1기 환자가 50퍼센트 이상을 차지하고 있습니다. 두 번째 중요한 이유로는 치료 방법이나 치료 효과가 굉장히 좋아졌다는 점을 들 수 있습니다.

예를 들어 예전에는 3기 환자의 생존율이 40퍼센트에 불과했지만, 지금은 60퍼센트까지 올라갔습니다. 표적 치료, 항암 치료, 항호르몬 치료 등 여러 가지 치료를 하기 때문에 옛날에는 죽었을지 모를 환자도 지금은 살 수 있습니다.

04 정기검진과 꾸준한 관리로 예방하는 재발과 전이

유방암 환자는 누구나 재발과 전이에 대한 두려움을 가지고 있습니다. 특히 정기검진 전에는 그 불안감이 더욱 커집니다. 반면에 정기검진을 받는 기간이 늘어날수록 미래에 대한 불안감이 줄어들었다는 환자도 있습니다. 때로는 미래에 대한 두려움과 더불어 재발할 경우 필요한 비용을 걱정하는 환자도 있습니다.

- ☐ 정기검진 전에는 잠도 안 오고 스트레스가 말도 못한다.
- ☐ 의사 선생님의 말 한마디에 울고 웃는다.
- ☐ 10년이 넘어도 재발과 전이가 있을 수 있으니까 항상 불안 속에 산다.
- ☐ 재발해서 돌아가신 환자 얘기를 듣고 우울증이 왔다.
- ☐ 매번 이렇게 아슬아슬하게 살아야 되나 하는 생각이 든다.
- ☐ 정기검진 주기가 길어질수록 생존율이 높아졌다는 얘기를 들었다.

☐ 재발하면 또 치료해야 하니까 치료비 걱정을 안 할 수가 없다.

정기검진 전에는 잠도 안 오고 스트레스가 말도 못해요

치료를 끝내고 며칠 지나면 굉장히 행복하고 좋아요. 그런데 정기검진을 할 때가 되면 스트레스가 말도 못해요. 내일이 병원 가는 날이면 오늘 저녁부터 잠이 안 오는 거죠. 선생님이 나를 보자마자 "어제 잠 못 주무셨네요." 이럴 정도로 눈이 퀭해져요. 재발에 대한 두려움은 말도 못하죠. 그러다가 선생님이 "아무 이상 없는데요." 그러면 아주 날아갈 것 같아요!

선생님 말 한마디에 울고 웃어요

지금도 안 아프던 데가 아프면 걱정돼요. '혹시 재발?' 10년이 지났지만 이런 두려움이 머릿속에서 떠나질 않죠. 1년에 한 번씩 검사를 하는데, 검사 결과를 보러 가는 게 두려워요. 선생님 표정에 따라서 가슴이 두근두근하다가 "괜찮습니다." 하면 굳어 있던 내 표정도 같이 밝아지는 거예요. 우리 환우들은 거의 다 그럴 거예요. 선생님 표정에 따라 천당과 지옥을 오가는 거죠.

10년이 넘어도 재발이나 전이가
될 수 있으니까 항상 불안 속에서 살죠

유방암은 치유도 빠르지만 재발과 전이도 많아요. 유방암 환자들끼리 "유방암이라 겉으로는 티가 제일 많이 나지만 속은 우리가 제일 양호해." 이러면서 서로 위안을 해요. 하지만 저는 '다른 암보다 재발과 전이가 많기 때문에 더 위험하다.'고 생각해요. 물론 유방암 환자들이 다른 암 환자들보다 잘 먹고 그러지만 5년, 7년, 10년이 넘어도 재발과 전이가 될 수 있으니까 항상 불안 속에서 사는 거죠. 그래서 빠지지 않고 정기검진을 하고 약도 열심히 먹고 있어요.

6개월 인생이라는 말이
가슴에 꽂히더라고요

수술 후 항암 치료도 하고 있지만 재발에 대한 두려움은 늘 커요. 우리는 6개월에 한 번씩 페트-CT를 찍는데, 그럴 때는 1주일 정도 아주 예민해지고, 신경이 쓰이죠. 결과를 기다릴 때는 불안하고……. 언젠가 TV에 유방암 환자가 나왔는데 6개월 인생이라고 얘기하더라고요. 그 환자 말이 맞는 것 같아요. 우리도 6개월에 한 번씩 검진을 받고, 재발이 안 됐다 하면 "휴~." 하고 넘어가잖아요. 그러니까 6개월 인생이라는 말이 가슴에 딱 꽂히더라고요.

암을 겪은 사람은
정기검진에 대한 공포감이 있어요

정기검진을 하다가 암을 찾아내 정기검진에 대한 공포감이 있어요. 건강한 사람들이야 "검사 한번 받아보지 뭐. 내 몸 체크해보는 거잖아." 이럴 수 있지만, 저처럼 한 번 경험한 사람들은 그럴 수가 없어요. 특히 두 번, 세 번 다른 데로 전이되어 항암 치료를 한 사람들은 더하죠. 그런 사람 심정 알 것 같아요. 두 번째 수술을 하고 나서 선생님이 그러시더라고요. "잊고 사십시오. 그냥 잊고 사는 게 최선의 방법입니다." 하지만 그때만 해도 가슴속에 울분이 있잖아요. 잊고 살려고 노력은 하지만 내가 암에 걸렸다는 걸 어떻게 잊고 살겠어요. 절대 잊지 못하죠.

재발해서 돌아가셨다는 말을 듣고
우울증이 왔어요

환우 한 분이 재발해서 돌아가셨다는 말을 듣고 큰 충격을 받았어요. 그렇지 않아도 항상 불안했는데, 충격 때문에 우울증이 와서 잠도 못 자고 온몸이 아프고 그래서 침을 맞으러 다녔죠. 침 놓는 분이 "아기들이 왜 건강한 줄 아세요? 개네들은 아무 생각 없이 온종일 뛰어놀고 그러니까 밤에 잠도 잘 자고 건강한 거예요. 그러니까 생각을 내려놓으세요." 그러더라고요.

그런데 그게 잘 안 돼요. 밤이면 '내가 이러고 살아야 하나?' 하는 생각이 드는 거예요. 어떨 때는 막 뛰어내리고 싶어지기도 해요. 그러면 막 날아갈 것 같더라고요.

남편한테 "왜 이러고 사는지 모르겠다." 그랬더니 남편도 침 놓는 분과 똑같은 얘기를 했어요. "여태 씩씩하고 행복하게 잘 살던 사람이 왜 그래? 남들도 다 그러고 살아. 그러니까 당신도 이제 좀 마음 편하게 살아."

매번 이렇게 아슬아슬하게 살아야 하나요?

페트 촬영을 하면 혼자 가만히 누워 있게 되잖아요. 그럴 때는 별 생각이 다 드는 거예요. '한 번도 아니고, 매번 이렇게 아슬아슬하게 살아야 하나? 이러다 또 한 번 뭐라도 발견되면 어떻게 대처해야 하지?' 이런 생각 때문에 검사를 받는 게 두려웠죠. 그런데 피곤한 증세가 지나치게 오래가서 거의 체념한 상태에서 검사를 해봤죠. 만약 또 한 번 뭐가 있다 그러면, 이번에는 항암 치료를 안 받고 그냥 둘 거예요. 어느 정도 다 체험했잖아요. 한 번, 두 번 하다 보면 누구보다도 내 몸은 내가 잘 알거든요.

정기검진 받는 주기가 길어질수록 생존율이 높아진 거죠

지금은 1년에 한 번씩 병원에 가요. 처음에는 3개월, 그 다음에는 6개월, 그러다 1년. 이렇게 검사받는 주기가 길어졌어요. 주기가 길어졌다는 건 그만큼 생존율이 높아졌다는 얘기죠. 검사를 하고 나면 여전히 불안감이 조금은 있죠. 하지만 거기에 매달리진 않아요. '당하면 당하는 거지 뭐. 그래! 올 테면 와 봐!' 그런 담대함이 생기더라고요.

5년 만에 정기검진을 했는데 "첫 관문을 통과했습니다." 하더군요

유방암에 걸린 지 5년이 되었을 때 정기검진을 했는데, 주치의 선생님이 그러시더라고요. "이제 첫 관문을 통과했습니다." 유방암은 10년까지는 안심할 수 없다는 뜻이겠죠. 올해 만 7년을 넘어 8년째예요. 만 7년이 되어 검진을 했더니 "정말 축하합니다. 두 번째 관문을 통과했습니다."라고 하셨어요. 그리고 "이제 앞으로 3년 남았어요. 그 안에 유방암이 재발하거나 전이되지 않는다면 완치된 것으로 볼 수 있습니다." 하고 말씀해주셨습니다.

재발하면 또 치료해야 하기 때문에 치료비 걱정을 안 할 수가 없죠

먼저 경험한 선배들 보니까 초기 때는 돈이 별로 안 드는데, 재발하니까 엄청 많이 들더라고요. 그러니 치료비 걱정을 안 할 수가 없죠.

계산을 해보니까 저 같은 경우 재발하면 약값이 기하급수적으로 늘어나요. 두세 배 비싼 약, 새로 개발한 약을 적용해봐야 하니까 자꾸 비싸지는 거죠. 그래서 가진 돈의 일부를 목적자금으로 남겨

났어요. 재발이 안 되면 다행이지만, 아무래도 암이라는 유전자를 갖고 있으니까 정상적인 사람보다는 재발 확률이 높잖아요. 또 다른 질병이 올 수도 있고.

유방암 전문가의 FAQ

유방암의 재발이나 전이란 어떤 것인가요?

재발과 전이. 별로 듣고 싶지 않은 단어죠? 말 그대로 수술을 했는데도 나중에 다시 생겼다는 뜻입니다. 이런 의미에서 보자면 재발과 전이는 같은 말일 수도 있고 다른 말일 수도 있습니다. 하지만 굳이 구분하자면 재발은 '없던 것이 다시 생겼다.'는 얘기이기 때문에 조금 더 큰 의미를 가집니다. 여기에 생겼든 저기에 생겼든 하여간 다시 생기면 재발이라고 하는 거죠. 반면에 전이는 '재발' 중에서 몸의 다른 곳, 다른 장기로 퍼진 것을 말합니다.

예를 들어 유방 보존 수술을 했는데, 몇 년 뒤 같은 유방에서 다시 암이 생겼다고 가정해봅시다. 이런 경우 암이 다시 생겼으니까 '재발'은 맞지만 '전이'라고는 할 수 없습니다. 몸의 다른 곳으로 퍼진 건 아니기 때문입니다. 또 다른 예를 들어보겠습니다. 유방을 다 절제했는데 어느 날 보니까 겨드랑이 임파선에 암이 생겼다면, 이것 역시 재발이지 전이는 아닙니다. 하지만 뼈나 폐, 간, 뇌와 같이 인체의 다른 장기로 암이 퍼지는 것은 전이라고 할 수 있습니다.

재발도 암이 어디에 생겼느냐에 따라 몇 가지로 구분됩니다. 수술한 부위 근처에 암이 생길 경우 국소 재발이라 하고, 유방이 아니라 겨드랑이 임파선이나 목에 있는 임파선에 암이 생겼을 때는 일정한 구역에 재발했다고 해서 구역 재발이라고 합니다. 그리고 몸의 다른 곳에 '전이'되는 걸 전신 재발이라고 분류합니다.

재발과 전이는 '재발률'로 나눌 수도 있습니다. 재발률은 한마디로 생존율과 반비례합니다. 쉽게 말해서 생존율이 높으면 재발률이 낮고, 생존율이 낮으면 재발률이 높아집니다.

앞에서 1기 환자의 생존율이 90퍼센트라고 했으니까 재발률은 10퍼센트가 됩니다. 같은 방식으로 2기는 '생존율 80퍼센트=재발률 20퍼센트', 3기는 '생존율 60퍼센트=재발률 40퍼센트'가 됩니다.

그럼 현재 1기이고 재발 확률이 10퍼센트라고 한다면 재발을 할까요, 안 할까요?

그걸 미리 알 수만 있다면 얼마나 좋을까요? 재발하지 않을 사람은 아무런 치료를 안 해도 되고, 재발할 사람은 미리 조치를 취하면 되겠죠. 하지만 아쉽게도 아직 정답은 없습니다.

검진 결과 암세포 없이 깨끗하다 그러면 거기에 맞는 생활을 하고, 혹시 재발했다 하면 그에 맞는 여러 가지 치료법이 개발되어 있으니 그대로 따르면 좋은 결과를 얻을 수 있습니다.

CHAPTER 04

수술 후 이렇게 일상생활을 이어가다

01 정기검진, 완치까지 꾸준히!

유방암 환자들은 수술과 항암 화학요법, 방사선 요법 등과 같은 보조 치료가 끝나고 나면 정기적으로 검진을 받아야 합니다. 특히 유방암 수술 후 5년 이내에 재발이 많이 발생하므로 5년 동안은 최소한 6개월에 한 번씩 정기검진을 받아야 하고, 이후에는 1년에 한 번씩 검진을 받아야 합니다. 그런데 어떤 유방암 환자는 재발에 대한 두려움 때문에 정기검진 시기를 늦추기도 합니다.

☐ 5년 지나서 한 번, 7년 지나서 또 한 번 검진을 받았다.
☐ 처음에는 3개월, 그 다음은 6개월, 다음엔 1년 후에 정기검진을 받았다.
☐ 10년 넘고 나서는 3년에 한 번씩 하고 있다.
☐ 1년에 한 번씩 검진을 받고, 6년 됐을 때 페트-CT 검사를 했다.

10년 넘고 나서는
3년에 한 번씩 하고 있어요

수술한 환우들의 정기검진에 대한 공포가 생각보다 커요. 저도 두 번이나 수술을 했으니까 잘 알죠. "10년 넘었으니까 안 하면 안 돼요?" 그랬더니 주치의 선생님께서 "양쪽이기 때문에 안 돼요." 그러더라고요. 다행히 매년 하는 건 아녜요. 대략 3년에 한 번씩 하고 있어요. 최근에는 검사를 안 받고 있었는데, 계속 피곤하고 등짝이 벌어지는 등의 증세가 또 오는 거예요. 말은 안 해도 얼마나 공포스럽겠어요? 그러니까 선생님이 페트-CT를 해보자고 하시더라고요. 전이를 생각했던 것 같아요. 그래서 큰맘 먹고 했는데 다행히 전이나 재발에 대한 소견은 없다고 해서 안심했죠.

그래도 계속 피곤해서 위내시경도 하고, 초음파도 하고, 갑상선 검사까지 다 했어요. 아무런 이상이 없다는데도 증세가 호전되지 않는 걸 보니 에너지가 많이 고갈된 건가 싶기도 하고 그러네요.

1년에 한 번씩 정기검진을 하다 6년 됐을 때
페트 촬영을 했는데 깨끗하대요

작년까지는 6개월에 한 번씩 검진을 했는데 이제는 1년에 한 번씩 가요. 올 7월에 검진을 받았는데 "다 정상이고 깨끗하다."고 하셨어요. 저는 병원에 갈 때마다 선생님이 칭찬을 해줘요. "관리 잘해서 예쁘다."고.

특히 젊은 사람들이 2~3년 만에 재발해서 들어오는 경우가 많더라고요. 저는 5년 지나고 페트라는 걸 찍었어요. 다른 사람들은 4년 만에도 찍고 3년 만에도 찍고 한다는데, 보험이 안 돼서 굉장히 비싸다고 권유를 잘 안 하시더라고요. 저는 5년이 지났는데도 페트를 찍어보자는 말을 안 하시기에 제가 먼저 "안 찍어도 돼요?" 하고 물어봤죠. 그랬더니 보험이 안 되는 거니까, 선생님이 찍으라고 할 때 찍으라고 하시더라고요.

수술 이후 6개월에 한 번씩 피 검사, 엑스레이, 초음파를 했습니다

수술 이후 6개월에 한 번씩 정기검진을 받았습니다. 정기검진은 주로 피 검사, 엑스레이 검사, 초음파 검사예요. 유방암 수술을 받고 1년 지난 뒤에 해외여행을 갔다 와서 정기검진을 받았어요. 여행 도중에 수술하지 않은 왼쪽 가슴의 유두 윗부분이 늘 찌릿찌릿했거든요. 한 1주일 정도 그런 것 같네요. 상당히 예민해진 상태에서 곧바로 검사를 해본 거죠. 초음파로 상당히 자세하게 봤는데, 다행히 종양이나 물혹 같은 증상은 전혀 없었어요.

유방암 전문가의 FAQ

유방암 수술을 앞둔 분들께

유방암 진단을 받으면 머리가 복잡해지고 하얘지죠. '큰일 났다. 무슨 치료를 언제 어떻게 받아야 하나? 내가 살까, 죽을까? 유방을 살릴 수 있을까, 없을까?' 이런 여러 가지 생각을 하게 될 겁니다.

먼저 기본적으로 지식이 좀 있어야 합니다. 유방암이란 도대체 무엇인가? 어떤 치료를 받아야 하나? 이런 것을 공부해야 합니다. 시중에 관련 책도 많고, 인터넷상에도 정보가 많습니다. 다만 인터넷상 정보는 일반인이나 환자들이 올려놓은 개인적인 정보 말고 관련 학회나 기관에서 제공하는 정보들을 중심으로 찾아보시기 바랍니다. 환자들끼리 주고받는 정보들 가운데는 개인적인 생각을 검증 없이 그냥 올린 것이 많기 때문입니다. 또 어떤 환자가 먹고 좋았다는 음식이 나한테도 맞는지 아닌지도 인터넷상에서는 확인할 수가 없습니다.

수술하기 전, 의사를 만나서 여러 가지 이야기를 듣게 됩니다. 현재 병의 진행 상황은 어떤지, 치료 방법은 어떤 것을 쓸지, 완전 절제를 할지 부분 절제를 할지 등등. 그럴 때 기본 지식이 있어야 이야기도 잘 알아듣고 궁금한 것도 확인할 수 있습니다. 하지만 유방암은 기본적으로 치료가 잘되는 병이므로 지나친 스트레스를 받지 않았으면 좋겠습니다.

저는 봉사자 환우회 단체 같은 곳을 소개해드리곤 합니다. 그분들은 의사와 환자의 입장이 아니라 환자와 환자의 입장에서 꼭 필요한 정보들을 제공해줄 수 있습니다.

02. 건강한 식생활과 지속적인 운동

유방암 환자는 특별한 식이요법이 필요 없습니다. 다만 음식을 골고루, 적당하게 먹고 운동을 통해 비만을 관리해야 합니다. 실제로 대다수의 유방암 환자가 특별한 식이요법 없이 신선한 채소와 과일을 많이 섭취하고 있습니다. 그러나 일부러 육류를 멀리했다가 빈혈 증상이 생겨 스트레스를 받은 경우도 있습니다. 이 외에 홍삼과 같은 보조식품을 섭취하는 경우도 있고, 오히려 건강에 이롭지 않을 것이라는 생각으로 금기시하는 경우도 있습니다. 일반적으로 홍삼은 부작용이 없다고 알려져 있어 많은 분이 찾지만, 효과를 봤다는 분만큼 피해를 봤다는 환자도 많았습니다. 또한 환자에 따라 효능이나 복용 후 느끼는 상태가 다를 수 있으므로 전문가와 먼저 상의한 다음에 먹는 것이 좋습니다.

또한 체력 증진과 면역력 향상을 위해 걷기, 등산, 수영, 요가 등의 운동을 하는 환자도 많습니다. 적당한 운동은 부종 예방에도 좋고, 스트레스 해소와 우울한 생각을 떨쳐버리는 데도 도움이 됩니다.

☐ 내 몸이 받아들일 수 있는 것들만 접목해서 먹는다.
☐ 유난을 떨지는 않지만 몸에 안 좋은 것은 피하려고 한다.
☐ 홍삼 진액을 물에 타서 마시고 과일과 나물 종류를 많이 먹는다.
☐ 6개월까지는 음식을 가렸지만 지금은 골고루 먹는다.
☐ 특별히 신경 쓰지 않고 예전에 먹던 대로 먹는다.
☐ 홍삼도 장복하면 안 좋다고 생각한다.
☐ 좋은 음식보다 피로하게 하지 않는 게 더 좋은 것 같다.
☐ 내 몸에 맞는 운동인 걷기를 한다.
☐ 움직이지 않으면 몸에 안 좋은 세포가 생길 것 같아 매일 산에 간다.
☐ 요가를 하고 있는데 부종도 좀 덜하고 정신건강에도 좋다.

내 몸이 받아들일 수 있는 것들만 접목해서 먹어요

예전에는 그렇게 많이 먹던 소금을 이제는 거의 안 먹어요. 소금 통이 1년째 줄지를 않아요. 설탕도 거의 안 먹고, 대신 매실청을 써요. 간은 엄마가 만들어준 시골 장으로 하고요. 그리고 된장을 많이 먹죠. 시래깃국도 된장으로 끓이잖아요. 저는 시래기나물도 그냥 들기름에 볶지 않고 청국장을 넣어서 같이 볶아 먹어요. 맛이 독특하고 맛있더라고요. 울금도 많이 먹어요. 울금이 암 환자들한테 참 좋대요. 그래서 밥을 할 때나 국을 끓일 때 한 숟가락씩 넣어요.

  이렇게 부담스럽지 않게 내 몸이 받아들일 수 있는 것들만 접목시켜서 먹는 거죠. 옛날에는 시장에서 가미되어 있는 걸 사다가 먹거나 요리를 했거든요. 시간 없다고. 그런데 지금은 전부 다 시골에서 가져다 먹어요. 힘들어도, 맛없어도 그렇게 해요.

처음보다는 유별나지 않게 하고, 안 좋은 거는 되도록 피하려고 해요

병원에 있을 때는 의료진의 도움으로 회복하고 좋아지는 거지만, 퇴원 후에는 스스로 계획을 짜서 실천하고 자신과의 싸움에서 이기는 게 결국 암을 이기는 길이라고 생각해요. 지푸라기라도 잡는 심정이랄까? 어떤 정보도 외면해서는 안 된다고 생각해요. 사실 외면할 수도 없죠. 내가 살아야 하니까. 그래서 수술하고 홍삼, 청국장가루, 녹즙, 클로렐라, 비타민 C 이런 걸 많이 먹었어요. 그리고 교과서에 있는 대로 인스턴트식품과 커피 피하고, 밀가루 제품 안 먹고, 고기도 안 먹고 채소 위주의 식사로 바꿨죠.

  그런데 이제는 처음처럼 그렇게 유난스럽게 굴진 않아요. 세월도 많이 흘렀고, 많이 좋아지기도 했고. 그래도 안 좋은 건 피하려고 해요. 일반인들은 조금 안 좋은 걸 먹어도 이겨낼 수 있지만, 우리는 면역력이 약하기 때문에 자칫하면 크게 나빠질 수도 있거든요.

홍삼 진액을 물에 타서 마시고
과일과 나물 종류를 많이 먹어요

홍삼 진액을 물에 타서 마시고, 과일과 쑥갓이나 시금치 같은 나물 종류를 많이 먹어요. 본래 육식 체질이라 고기를 딱 끊어버리니까 가끔은 정말 고기가 먹고 싶을 때가 있어요. 그럴 때는 기름 있는 부분을 떼어내고 살코기만 조금 먹는데, 양에 안 차죠. 7년 정도 아가리쿠스 버섯을 먹고 있는데, 그 덕분에 혈색이 좋아진 것 같아요.

그런데 요즘은 홍삼을 잘 안 먹고 있어요. 제가 조금 건방을 떨었나 봐요. 그 대신 하루 세끼 밥에 검은콩을 섞어서 먹어요. 여름에는 검은콩을 갈아서 그냥 마시거나, 국수를 삶아서 콩국수를 해 먹거나 그런 식으로 먹고 있어요.

채소 위주로 먹고, 고기는
기름기를 다 제거하고 요리해요

저는 채소 위주로 먹고 싶지만 다른 식구들은 그럴 수 없잖아요. 특히 자라는 애들은 고기 종류를 좋아하니까 고기 요리를 안 할 수가 없어요. 그 대신 닭고기는 껍질을 다 벗기고 기름도 다 제거한 다음 음식을 해요. 돼지고기도 삼겹살은 아예 안 사고, 목삼겹이나 기름이 좀 적은 부위를 사죠. 그럴 때마다 남편은 왜 맛있는 부위를 안 사느냐고 그래요. 당연히 기름기 있는 고기가 맛있죠. 남편은 자기가 다 먹을 테니까 기름기 부분도 버리지 말고, 고기도 삼겹살을 사라고 그래요. 하지만 저는 그렇게 못하겠어요. 누가 먹든 몸속에 기름이 막 쌓이는 것 같아서 도저히 상에 낼 수가 없는 거예요. 그것 때문에 남편하고 가끔 다투기도 해요.

6개월까지는 음식을 가렸는데 지금은 골고루 다 먹어요

저는 주로 물을 끓여 먹어요. 간단한 보리차부터 구기자, 대추, 상황버섯도 끓여 먹고 그래요. 6개월까지는 음식을 많이 가렸죠. '이거 먹으면 암에 나쁘지 않을까?' 그러면서. 그런데 모임에 나가보니까 언니들은 가리지 않고 골고루 다 먹더라고요. 닭볶음탕도 먹고, 삼겹살도 먹고.

"언니들, 이거 먹어도 괜찮아?" 그랬더니 "매일 먹는 거 아니니까 괜찮아. 먹어~." 그러더라고요. 그 언니들하고 등산을 자주 가는데, 겨울에는 추우니까 점심 도시락을 안 싸가고 사먹거든요. 그럴 때도 칼국수를 막 먹는 거예요. 그래서 "밀가루 음식 먹지 말라고 했는데?" 그랬더니 "괜찮아, 한 끼 정도는 괜찮아." 그러더라고요. 덕분에 저도 그렇게 골고루 먹고 있어요. 그런데 고기만은 이상하게도 잘 안 먹게 돼요. 제가 원래 고기를 좋아하지 않았기 때문인 것 같아요. 그나마 돼지고기 살코기는 조금 먹지만 쇠고기는 전혀 안 먹었어요. 오리고기는 많이 먹는 편이고, 고등어, 꽁치, 굴비 이 세 가지 생선은 되도록 많이 먹으려 하는 편이에요.

식습관 때문이라고 생각하지 않아 예전에 먹던 대로 먹어요

"기름기 많은 것은 먹지 마라." 정도만 지키고 있어요. 살이 찌면 안 되니까요. 지방세포가 유방암 발병과 상관이 있다고 그러잖아요. 그것만이 아니라 건강을 위해서라도 살이 찌는 건 별로 안 좋죠. 환자들은 예민해서 "이거 먹어도 되나? 저거 먹어도 되나?" 하고 선생님한테 물어봐요. 저는 별로 그런 편이 아니에요. 다만 튀기거나 그런 건 좀 덜 먹죠. 오래된 기름 안 먹고, 그런 정도예요. 예전의 제 식습관이 문제가 있었다고 생각하지 않거든요.

지칠 때 홍삼을 먹으면 기운이 나요

홍삼과 건강식품을 같이 먹다가 어느 날 비위가 확 뒤집어져 안 먹었어요. 그런데 어딜 놀러 갔다 오거나 하면 지치는 거예요. '홍삼을 안 먹어서 그런가?' 하고 다시 홍삼을 먹기 시작했는데, 기운이 발딱 나더라고요. 그래서 남편이 홍삼이 떨어지지 않게 준비해줘요. 저는 피로회복제로 홍삼이 참 좋다고 생각해 다른 환자들한테도 많이 권유해요. 약이나 건강식품은 아니지만 피로회복제로 참 좋다, 그러면서요.

나쁜 세포를 더 증가시킬 것 같아서 홍삼을 먹을 수가 없더라고요

어떤 분이 항암 치료와 방사선 치료가 끝났으니까 홍삼을 먹어보라고 권하더라고요. 그런데 내 생각엔 홍삼을 먹으면 안 될 것 같았어요. 정상적인 사람한테는 면역력을 올려줘서 좋겠지만, 만일 내 몸속에 조금이라도 암세포가 살아 있다면 그것도 막 증가시킬 것 같아요. 전에 같이 있던 언니는 쉰 살쯤 됐는데 떠먹는 홍삼을 먹더라고요. 그런데 저는 먹으면 안 좋을 것 같다고 얘기했어요.

홍삼도 오랫동안 계속 먹으면 안 좋을 거라 생각해요

홍삼을 먹고는 있지만, 오랫동안 계속 먹으면 오히려 몸에 안 좋을 거라 생각해요. 아무리 몸에 좋은 것도 일단 간에서 해독을 해야 하는데, 홍삼을 계속 먹으면 간에 과부하가 걸리지 않을까요? 그래서 2개월 정도 복용하면 1개월은 끊어요. 홍삼만 계속 먹으면 지겹기도 하잖아요. 홍삼을 끊는 동안에는 버섯도 먹고 그래요. 버섯이 몸에 아주 좋잖아요. 하지만 굳이 비싼 송이버섯을 찾는다거나 그러지는 않아요. 시장에 널려 있는 싼 버섯도 성분은 비슷하다는 말을 들었어요.

채소를 좀 먹으려고 하는데
잘 안 돼요

암 환자가 재발하면 "어떻게 관리했기에……." 그런 얘기하는 사람이 많아요. 하지만 그 사람도 분명히 나름대로 관리를 했을 텐데, 마치 관리가 안 돼서 재발한 것처럼 얘기한단 말이에요. 그래서 저는 더욱 열심히 산에도 다니고 많이 걸으려고 애써요.

 원래 채소와 과일을 별로 좋아하지 않았어요. 그 대신 밥을 좋아했죠. 그래도 채소를 좀 먹어보려고 하는데, 잘 안 되네요. 습관이 하루아침에 바뀌는 게 아니라서……. 썩어서 버린 채소도 많아요. 그나마 과일은 잘 갈아 먹어요. 한 2~3일치씩 갈아놓고 계속 마시죠.

좋은 음식보다 피로하지 않게 하는 게
더 좋은 것 같아요

유방암 수술을 받은 사람들이 처음에 가장 많이 듣는 말이 항암에 좋은 느릅나무니 뭐 이런 걸 많이 먹어야 한다는 거잖아요. 나도 처음에 느릅나무 먹었어요. 그리고 참빗살나무니 홍삼이니 상황버섯이니 해가면서 권하는 게 참 많죠. 처음엔 그거 먹으면 다 낫는 줄 알았어요. 그런데 지나고 보니까 그것만이 아니더라고요. 그보다는 몸을 너무 피로하지 않게 하는 게 제일 좋은 것 같아요. 그래서 "몸을 아껴라."라는 말을 꼭 해주고 싶어요. 남들한테 아무리 좋은 얘기해줘봐야 내 건강이 무너지면 아무 소용없는 거예요. 요즘 많이 자각하고 있어요.

내 몸에 맞는 운동인 걷기를 해요

남들이 좋다는 걸 이것저것 하지 말고 내 몸에 맞는 운동을 하는 게 중요해요. 어떤 운동이든 다 좋지만, 자기 몸에 맞는 운동이 있는 것 같아요. 저는 지금도 직장생활을 하는데 지하철을 많이 이용해요. 따로 운동하는 시간을 내지 않아도 지하철을 타면 오르락내리락 계단을 많이 이용하게 되잖아요. 저는 그것도 운동이라고 생각하거든요. 그렇게 지하철을 타고 다니면서 하루 20~30분 이상 걷고, 시간 날 때마다 걷고, 버스는 한두 정거장 미리 내려서 걷는 식으로 운동을 하고 있어요.

움직이지 않으면 몸에 안 좋은 세포가 생길 것 같아서 매일 산에 가요

수술하고 나서 체력이 많이 떨어졌어요. 항암 치료가 끝나고 심한 감기에 걸려서 응급실에도 몇 번 왔다 갔다 했죠. 그때 운동을 안 하면 스스로 무너질 것 같다는 생각이 들더라고요. 그래서 '진짜 죽을힘을 다해서 살아야겠다.' 하고 결심했죠. 움직이지 않으면 내 몸에 안 좋은 세포가 더 생길 것 같아서 매일 산에 가요. 처음에는 중간 정도도 못 올라갔어요. 그런데 지금은 하루에 2만 보 정도 걸어요. 산에 가서 맑은 공기를 많이 마신 덕분인지 그 뒤로는 8년 동안 감기로 병원에 간 적은 한 번도 없어요. 면역력에 좋다고 해서 과일도 하루에 7가지 넘게 먹고 있어요.

1주일에 세 번씩 수영을 해요

부종 온 사람한테 수영이 좋다는 얘기를 듣고 수영을 시작했어요. 지금 7년 정도 됐나? 아주 잘은 못해도 1주일에 세 번씩 꾸준히 하고 있어요. 그리고 자조모임 안에 산악회가 있는데, 그분들하고 같이 목요일마다 산에 가요. 화요일에도 산에 가고요. 새로 수술한 환자들이나 산을 탄 지 얼마 안 된 사람들은 잘 못 올라가니까 화요일에는 산을 잘 타는 사람들끼리만 따로 가거든요. 결국 1주일에 거의 두 번씩 산에 가는 셈이죠.

늘 어깨가 아파서 팔을 흔들고 돌리는 운동을 많이 했어요.

벽에 손을 대고 조금씩 올리는 운동을 꾸준히 했어요. 처음에는 벽에 손을 탁 대면 그게 끝이었어요. 더 이상 팔이 올라가지 않았거든요. 그래도 꾸준히 하니까 몇 개월 만에 조금씩 올라가더라고요. 정말 힘들었죠. 유방암 환우들의 재활 치료가 바로 이거예요.

저는 손이 어느 정도만 올라가면 어깨가 아파서 서서 흔드는 운동을 많이 했어요. 지금도 하루에 100개씩 합니다. 그리고 팔을 돌리는 운동도 끊임없이 했죠. 지금도 돌리는 운동을 안 하면 팔을 쓰기 힘들어요. 그런 다음 손뼉을 앞으로 치고 뒤로 치는 운동을 50개나 100개씩 하죠. 거의 매일 산책을 하면서 이렇게 운동을 하고 있어요.

03 달라진 내 몸에 익숙해지기까지

유방암 환자들은 대부분 여성성이 상실되었다는 정신적 고통을 받습니다. 유방을 완전히 절제하거나 부분 절제를 한 뒤 신체의 변화를 직접 대면하는 것을 어려워하고, 신체상의 손상 때문에 심리적인 충격과 고통을 받기도 합니다. 때로는 자아 존중감이 결여되는 경우도 있습니다. 특히 신체의 변화가 성생활에 영향을 미치기도 합니다. 배우자가 수술한 부위를 보지 못하게 하는 것은 물론 만지지도 못하게 하고, 심지어 자신도 모르게 부부관계를 거부하는 경우도 있습니다. 반면에 신체의 변화를 배우자나 타인에게 숨기지 말고 스스로 당당해지는 연습을 해야 한다는 환자도 있습니다.

☐ 처음에는 가슴을 감히 내려다보지도 못했다.

- ☐ 거울 보기가 싫어서 화장실로 치워버렸다.
- ☐ 붕대를 풀었는데 가슴이 없어서 하늘이 무너지는 것 같았다.
- ☐ 남편이 보지도 만지지도 못하게 한다.
- ☐ 잠결에 남편의 손이 올라오면 나도 모르게 탁 친다.
- ☐ 한쪽 가슴만 있는 게 보기 싫다.
- ☐ 가슴을 예쁘게 성형한 사람들을 보면 부러워서 나도 하고 싶다.
- ☐ 남편 앞에서도 당당할 수 있어야 한다.

처음에는 가슴 쪽을 내려다보지도 못했어요

처음에는 가슴 쪽을 감히 내려다보지도 못했죠. 드레싱하고 옷 입을 때도 외면하고 있었어요, 안 보려고. 내 스스로 그걸 없애달라고 했지만, 눈으로 확인하는 건 기분이 되게 묘하더라고요. 울컥하는 것도 아니고, 어떻게 표현할 수가 없네요. 집에 와서 샤워할 때 처음 봤어요. 그게 수술하고 2~3주쯤 지난 뒤였던 것 같아요. '그래, 없구나.' 그 생각밖에 안 했어요.

거울 보기가 싫어서 화장실로 치워버렸어요

거울 보기가 싫었어요. 우리 방에서 나오면 바로 앞 벽에 큰 거울이 있는데, 그걸 화장실로 치워버렸죠. 어디 나가는 것도 싫고, 대화하는 것도 싫었어요. 그러다가 '그나마 다행이다. 양쪽 다 없어진 건 아니잖아? 그리고 한쪽 가슴이 없으면 어때? 불편한 건 나지, 상대방은 모를 거야.' 그런 생각을 하기 시작했죠. 주로 내가 거동이 불편할 때 사람 만나기도 싫고 그랬던 것 같아요. 아무래도 한쪽이 없으니까 여러모로 불편하죠. 그래도 생각에서 지워버리려고 많이 애쓰고 있어요.

샤워하러 들어갔는데 안 보고 싶더라고요

수술하기 전까지는 정말 힘들었어요. 무섭고, 겁도 나고. 다른 사람들은 부분 절제로 된다는데, 저는 완전 절제를 해야 했거든요. 여성으로서는 그게 최악이잖아요. 그런데 수술을 하고 나니까 오히려 마음이 좀 편했어요. 그래도 가슴을 직접 볼 수가 없어서 남편한테 물어봤죠. "어때? 어떻게 생겼어?" 수술하고 병원에 11일 정도 있었는데, 그때까지 한 번도 안 봤어요.

그러다 퇴원하고 집에 와서 샤워를 하러 들어갔는데, 가슴을 안 보려고 애를 썼어요. 옷을 벗으면서도 안 봤죠. 그런데 샤워를 하다 무심코 거울에 비친 내 모습을 보니까, 처음 동네 병원에서 "큰 병원에 가보세요." 했을 때의 그 심정이 되살아나더라고요. 눈물을 많이 흘렸죠.

치료하려고 붕대를 풀었는데
가슴이 없어서 너무 황당했어요

하늘이 무너지는 심정이었죠. 말하면 뭐 해요. 수술 들어갈 때는 '부분 절제를 하겠거니.' 했죠. 마취에서 깨어났을 때는 붕대를 감았으니까 몰랐고요. 본래 가슴도 작고 그래서 더 몰랐어요. 그런데 선생님이 치료하려고 붕대를 풀었는데, 아예 없는 거예요. 너무 황당하고 하늘이 무너지는 것 같더라고요. "이거 다 어디 갔어요?" 그랬더니 선생님이 "절제해버렸습니다." 하는 거예요.

수술 들어가기 전에는 그런 얘기가 전혀 없었죠. 오히려 부분 절제가 가능한 것처럼 얘기해서 꼭 그렇게 해달라고 부탁하고 들어갔거든요. 그런데 수술하는 동안 완전 절제를 해야 할 것 같다고 해서 남편이 동의한 거죠. '이제 정말 한쪽 가슴으로 살아야 하나?' 하면서 너무너무 억울했어요.

가슴이 없다는 게 꿈이 아닌가 싶어서
다시 만져보고 그랬어요

정말 힘들었죠. 그 큰 가슴이 갑자기 없어졌으니까. '어머, 이게 어디 갔지? 꿈인가?' 그러면서 다시 만져보고 그랬어요. 가슴이 없어진 게 더 신경이 쓰여서 그랬는지 몰라도 별로 아픈 것 같지는 않았어요. 처음에는 '살아야 된다.'는 생각만 했기 때문에 '까짓 가슴쯤 없으면 어떠랴.' 했는데, 막상 아무것도 없는 걸 보니까 후회막급이었죠. 가뜩이나 가슴이 컸으니까요. 그때는 자다가도 깜짝 놀라고 그랬어요. 이젠 세월이 지나서 그럭저럭 견디고 있지만…….

여성의 상징을 잃었잖아요.
남편이 보지도 만지지도 못하게 해요

수술 끝나고 나서 처음에는 아프니까 가슴이 없어진 것에 대해 신경 쓸 겨를이 없었죠. 가슴을 딱 동여매놓고 있으니까 잘 모르기도 했고요. 그러다 나중에 그 상실감을 알게 된 거예요. 너무나 허무하고, 목욕탕에도 못 가고……. 수술하기 전에는 목욕탕에 자주 갔어요. 언젠가 머리가 다 빠진 아주머니가 돌아앉아서 목욕하는 모습을 보고 제 딸에게 "스님도 목욕하러 오시는구나." 그랬죠. 물론 스님이 아니라 저처럼 암 때문에 머리가 다 빠진 분이었어요. 그때는 제가 바로 그런 모습이 될 거라고는 상상도 못했죠. 몸이 찌뿌드드할 때는 목욕탕에 가서 풀곤 했는데, 이젠 할 수가 없게 된 거예요.

어쨌든 저는 여성의 상징을 잃었잖아요. 그래서 남편이 보지도 만지지도 못하게 해요. 이게 모든 유방암 환우들의 공통점이더라고요.

잠결에 남편의 손이 올라오면
나도 모르게 탁 쳐요

저는 부분 절제를 했는데도 상실감이 크더라고요. 부부가 함께 자다 보면 잠결에 손이 올라오는 경우가 있잖아요. 그러면 나도 모르게 남편 손을 탁 쳐요. 여자들은 또 밖에서 반가운 친구나 아는 사람을 만나면 반가워서 뒤에서 껴안고 그러기도 하잖아요. 그런 것도 싫어요. 누가 뒤에서 안으려고 하면 손을 못 넣게 겨드랑이에 힘을 팍 주죠.

가슴이 크니까 한쪽만 있는 게 더 보기 싫어요

본래 가슴이 컸어요. 살도 많이 쪘고. 그래서 죽기 전에 남들처럼 날씬한 옷 한번 입어봤으면 하는 심정으로 큰 가슴을 구박했어요. 그런데 그 큰 가슴이 한쪽만 남으니까 그게 더 꼴 보기가 싫어요. 그래서 '그냥 양쪽 가슴을 다 없애고 조그만 브래지어를 하면 좀 괜찮지 않을까?' 그런 생각도 했어요.

가슴을 예쁘게 성형한 사람들 보면 부러워서 나도 하고 싶어요

지금도 가슴을 예쁘게 성형한 사람들 보면 부러워요. 나도 하고 싶고. 가슴이 썩 예쁜 건 아니지만 양쪽 다 있으면 훨씬 낫겠죠. 그런데 주사 맞기가 무서워서 시도를 못해요. 그러면서 그냥 있는 그대로 살자, 그렇게 긍정적으로 생각하고 즐겁게 살아요.

가슴이 없으니까 옛날에
크다고 구박했던 게 미안했어요

제가 얼굴도 조그맣고 어깨는 없는데 가슴하고 골반이 컸어요. 그래서 가슴이 너무 커서 옷맵시가 안 난다고 구박을 많이 했는데, 막상 가슴이 없어지니까 정말 허탈하더라고요. 화장실이나 목욕탕에서 보면, 하나만 덜렁 있는 게 참 그래요. 갈비뼈만 툭툭 튀어나온 데다 방사선 흉터 자국이 되게 커 보이기도 하고요. 가슴이 없어지고 나니까 진짜 소중하다는 걸 느꼈어요.

흉한 가슴을 남편 앞에서
당당하게 보여줄 수 있어야 해요

저는 수술을 세 번이나 했기 때문에 가슴이 정말 흉해요. 가슴이라고 할 수 없을 정도죠. 하지만 저는 제가 당당하면 남편 앞에서도 당당할 수 있다고 생각해요. 그러니까 남편에게 협조를 구하세요. 부부잖아요.

　사실 행복과 사랑은 멀리 있지 않더라고요. 가정 안에 있는 거지. 자존심이라는 건 오히려 자신을 다 드러내놓는 게 아닌가 싶어요. '나는 정말 이런 모습을 보여줄 수 없어.' 이런 건 자존심이 아니라 '똥심'이라고 생각해요. 가정을 위해서, 자신의 행복을 위해서 솔직하게 보여주고 얘기하는 게 좋은 것 같아요.

목욕탕에 가서 아무렇지도 않게 보여주는 연습부터 해야죠

수술 후 항암 치료를 하는 동안 병원에 혼자 누워 있을 때가 많잖아요. 그때 그런 생각을 했어요. '나는 가슴이 없어. 이렇게 가슴이 없는 유방암 환자가 됐는데, 나를 위해서 제일 먼저 뭐를 해야 좋을까? 내가 적응을 잘할 수 있을까?'

꼭꼭 감추고 싶은 마음은 없었어요. 누구한테 무슨 얘기를 들은 것도 아닌데 '목욕탕에 가서 아무렇지도 않게 사람들한테 내 모습을 보여주는 연습부터 해야지.' 그런 생각을 했어요. 여자들은 목욕탕에 가면 개운하기도 하고 스트레스도 풀리는데, 그걸 못하게 되면 더 힘들 것 같더라고요. 그래서 '남한테 옮기는 병도 아닌데 뭐!' 하면서 스스로 떳떳해지자고 생각했죠. 아무렇지도 않게 머리를 삭발했을 때처럼.

04 일상생활 속 불편을 받아들이는 방법

유방암 환자들은 한쪽이든 양쪽이든 유방이 없기 때문에 보형물이나 브래지어로 보완해야 하는데, 이때 자세를 잡거나 옷을 입는 데 어려움이 있습니다. 또 대중목욕탕을 이용할 때 타인들의 시선 때문에 심리적으로 위축되기도 합니다. 때로는 팔에 임파부종이 생기는 것을 예방하느라 일상생활이 변하는 경우도 있습니다. 치료 부위가 부딪치지 않도록 보호하느라 불편을 느끼기도 하고, 체력이 떨어져 일상생활을 온전히 할 수 없는 경우도 있습니다. 심지어 신체의 불균형 때문에 수영을 배우는 데 어려움을 겪은 경우도 있습니다.

☐ 여름에 인조유방을 하면 굉장히 덥고, 옷을 입었을 때 신경이 쓰인다.
☐ 집에서도 브래지어를 안 하면 옷을 입지 못해 불편하다.

- ☐ 몸에 꼭 맞는 셔츠나 브래지어를 하면 심하게 아프다.
- ☐ 대중목욕탕에 가면 사람들의 눈길 때문에 스트레스를 받는다.
- ☐ 팔에 힘이 없으니까 빨래를 할 때 조금 불편하다.
- ☐ 잘 때는 어깨 높이만큼 팔을 올려놓아야 편하다.
- ☐ 오른쪽을 수술했기 때문에 왼쪽 팔만 쓰게 된다.
- ☐ 체력이 받쳐주지 않고 기억력이 떨어져 힘들다.
- ☐ 수영장에서 배영을 배우는데, 가슴이 없는 쪽으로 자꾸 뒤집어진다.

푹 파인 옷을 입고 싶어도 못 입어요

여름에 인조유방을 하면 굉장히 더워요. 땀이 나도 하지 않을 수가 없으니까 그런 게 불편하죠. 그리고 요즘은 많이 파인 옷이 유행이 잖아요. 이 나이에 파인 옷을 입기는 좀 그렇지만, 어떨 때는 꼭 입고 싶은 옷이 있는데 너무 파여서 못 입어요. 가슴이 보일까 봐. 저는 남들하고 똑같다고 생각하지만 몸에 달라붙는 옷을 입거나 그러면 아무래도 좀 신경이 쓰이죠. 물론 예민한 사람들이나 알겠지만······.

집에서도 브래지어를 안 하면 옷을 입지 못해요

인조유방은 항상 씻어야 하잖아요. 매일 닦아야 하니까 좀 불편하죠. 그래서 명절 같은 때도 좀 불편해요. 그리고 집에서 편안하게 브래지어를 하지 않고 있다가 사람이라도 찾아오면 문을 못 열어줘요. 남편이나 우리 식구들은 괜찮지만 다른 사람한테는 아무래도 신경이 쓰이죠. 티가 나잖아요.

몸에 꼭 맞는 러닝셔츠나 브래지어를 입으면 아파요

오른쪽 유방이 3기라고 하더라고요. 원래 큰 게 있었는데, 그 옆으로 겨드랑이까지 퍼졌다고 완전 절제를 권하시더라고요. 그래서 겨드랑이부터 가슴까지 완전 절제를 했어요.

　겨드랑이가 파여 있으니까 몸에 꼭 맞는 러닝셔츠나 브래지어를 하면 많이 아파요. 이제 10년이 다 되어가는데, 지금도 집에 들어가면 바로 벗죠. 그리고 브래지어를 해도 안에서 받쳐주는 게 없으니까 훅 위로 올라가는 일이 가끔 생겨요. 환우들끼리 모이면 그런 얘기 많이 하죠. 등산을 하다가 브래지어가 올라가버렸다고 그러면 우리끼리 웃죠. 그래도 하나를 잃고 많은 걸 얻었다고들 해요. 가족들의 사랑, 긍정적인 삶의 태도 뭐 이런 것들이죠.

대중목욕탕에 가면 사람들의 시선 때문에 스트레스를 받아요

제가 대중목욕탕에 가서 겪는 심정을 친구들은 잘 몰라요. "뭐 어때. 아파서 그런 건데." 그렇게 쉽게 얘기하지만, 제 마음은 편하지 않거든요. 그래서 목욕탕도 1개월이나 2개월에 한 번 이런 식으로 띄엄띄엄 가요. 그리고 목욕탕에 가도 구석진 데 가서 앉죠. "뭐 어때? 당당하게 해." 그러지만 저는 당당할 수가 없더라고요.

사람들이 나한테 눈길만 줘도 뭔가 알고 쳐다보는 것 같고, 자기들끼리 얘기를 나눠도 내 얘기를 하는 게 아닌가 싶어지고 그래요. 목욕탕은 혼자 온 사람들이 서로 등을 밀어주고 그런 게 있잖아요. 그런데 저는 그것도 못해요. 그러니까 목욕을 갔다 와도 등이 시원하지가 않고 뭔가 찜찜해요. 그런 스트레스가 말도 못하죠. 언젠가 목욕탕에 갔다 와서 얼마나 성질을 냈는지 남편이 "그렇게 스트레스 받으면서 뭐 하러 가? 앞으로는 아예 가지 마." 그러더라고요.

뻣뻣이 내놓고는 목욕탕에 못 들어가겠더라고요

막상 목욕 주머니를 들고 목욕탕 문을 여니까, 뻣뻣이 내놓고는 못 들어가겠더라고요. 그래서 수건을 한쪽에 걸치고 들어가서 탕 속에 앉았죠. 그래도 언뜻언뜻 다 보이잖아요. 사우나에도 들어가고 찜질방에도 들어가고 그랬으니까요. 신기한 사람, 이상한 사람이 나타났다 그런 표정으로 나를 보고, 젊은 사람들은 외면해요.

표정을 어떻게 관리해야 할지 몰라서 그랬겠죠? 나이 드신 분들은 불쌍하다는 듯 '쯧쯧'거리고. '나만 괜찮다고 다 괜찮은 건 아니구나.' 싶어서 그 다음부터는 온천에 안 가요. 동네 목욕탕도 낯선 데는 안 가고요.

팔에 힘이 없으니까
빨래 같은 걸 할 때 좀 불편해요

제 나이가 아직 많은 편이 아니라서 하고 싶은 일은 많은데, 팔에 힘이 없으니까 할 수 없는 일들이 좀 있어요. 빨래나 집안일 같은 걸 할 때도 불편하죠. 잠잘 때도 옆으로 누우면 팔이 저리고 그래요. 그럴 때는 손을 올려서 마사지하듯이 주물러주곤 해요. 다른 분들은 목욕탕을 못 간다고 하는데, 저는 수건으로 가슴을 가리고 가요. 1주일에 한 번도 가고 두 번도 가요. 그리고 방사선 치료와 항암 치료를 안 했기 때문에 찜질방에도 가요. 몸이 좀 안 좋거나 그럴 때 찜질방에 가 있으면 조금 나아지더라고요.

잘 때는 어깨 높이만큼
팔을 올려놓아야 편해요

지금도 한쪽 팔은 떫은 감을 먹었을 때처럼 늘 무언가 불편해요. 잠을 잘 때도 베개를 가슴높이로 올려놓아야 편해요. 선생님이 그렇게 자라고 시켰는데, 시키지 않아도 불편해서 그렇게 잘 수밖에 없어요. 옆으로 자더라도 어깨 높이만큼 팔을 올려놓아야 잘 수가 있고, 반듯이 누워서도 누운 몸 높이만큼 팔을 올려놓아야 편하죠. 아픈 쪽 팔을 늘 올려놓고 있으니까 피가 잘 통하지 않아서 쥐가 나기도 하고 그래요. 그런 것 때문에 잠을 깨고, 다시 주물러주다가 자고, 그런 게 반복되죠. 엎어져서는 못 자고요.

수술이나 유방암 진단 그 자체가 어려운 게 아니라 일상생활에서의 불편함이 더 큰 것 같아요. 예를 들어 임신한 딸이 삼계탕을 먹고 싶다고 해서 닭을 세 마리 정도 준비했는데, 요리를 하기도 전에 손등부터 붓더라고요. 부종이 온 거죠. 요리 잘한다고 소문이 났던 내가 그것도 못하게 됐어요. 그러니까 겉으로는 멀쩡해 보이지만 할 수 없는 일이 생기는 거죠.

밥은 하지만 힘든 일은 못하겠어요

낮에는 돌아다니니까 집안일을 할 수가 없어요. 지금도 집안이 엉망이지만 남편과 아들이 청소도 해주고, 힘든 일을 많이 도와주죠. 간단히 먹을 수 있는 반찬 정도는 할 수 있지만, 겨드랑이가 아프니까 힘든 일은 도저히 할 수가 없어요. 집안일을 하는 사람도 있다는데, 나는 임파선을 많이 파서 그런지 남들보다 팔이 더 아픈 것 같아요.

오른쪽을 수술했기 때문에 자꾸 왼쪽 팔만 쓰게 되네요

오른쪽을 수술했기 때문에 불편한 게 많죠. 생활하다 보면 나도 몰래 뭔가를 붙들 일이 생기잖아요. 그럴 때는 오른손잡이니까 순간적으로 오른팔이 탁 나가는데, 그러면 밤에 오른쪽 팔이 엄청 아파요. 길을 가다가도 팔이 심하게 아프면 어깨 운동을 한다든지 수건을 돌린다든지 그런 걸 해요. 오른쪽을 수술했기 때문에 자꾸 왼쪽 팔만 쓰면서 학대하는 거잖아요. 그러니까 왼쪽 팔에 미안해서 운동을 같이 해주죠.

전철 속에서 조금만 스쳐도 많이 아파요

방사선 치료를 해서 지금도 가슴 위쪽은 완전히 돌덩이 같아요. 길을 가다가도 어느 순간 찌릿찌릿 아프기 시작하면 어디든 남 안 보는 곳으로 가서 손을 가슴속에 넣고 한 번씩 주물러줘야 해요. 수술한 지 7년이나 됐지만 아직도 그래요. 그리고 약 4년 동안은 왼쪽으로 잠을 못 잤어요. 그래서 많이 불편했죠. 부분 절제를 했지만, 사람 많은 전철 속에서 조금만 스쳐도 거의 1주일 동안은 통증이 심해요. 그래서 나도 모르게 왼손을 수술한 자리에 올리거나 가방으로 그 부분을 가리곤 해요. 그런 게 불편함이죠.

체력이 받쳐주지 않고
기억력이 떨어져서 힘들어요

체력이 안 되는 것도 힘들지만 기억력도 너무 떨어졌어요. 원래 알고 있던 펀드나 주식 같은 용어도 자꾸 잊어먹고 새로 나오는 용어들은 금방 떠올려지지가 않아요. 분명히 어디서 본 용어인데, 옛날 같으면 딱 떠오를 텐데 그게 안 되는 거예요. 그럴 때는 고객 앞에서 내 머리를 내가 막 쳐요. "제가 요즘 항암 후유증 때문인지 기억력이 너무 떨어졌어요." 다행히 "FC님, 천천히 하세요." 그러면서 고객들이 많이 이해해줘요.

그런 게 너무 힘들어요. 옛날 같으면 한 세 시간만 자도 거뜬하게 피로가 풀렸는데, 지금은 일고여덟 시간은 자야 원상복귀가 되는 것 같아요. 옛날에 눈썹이 휘날리도록 뛰어다녔던 생활 패턴을 이제는 느긋하게 바꿔야겠죠?

체력이 떨어지고
금방 피곤해져서 활동을 많이 못해요

예전하고 체력이 완전히 달라요. 예전에는 열두 시간씩 활동해도 괜찮았는데, 지금은 대여섯 시간만 움직여도 바로 피곤하더라고요. 바로 앉고 싶고, 눕고 싶고, 눈도 아프고……. 그렇게 피로감이 먼저 오니까, 일상생활을 맘껏 못하죠. 우선 그게 제일 불편해요.

수영장에서 배영을 배우는데, 가슴이 없는 쪽으로 자꾸 뒤집어져요

수영 강사님이 "물 위에 누워서 가는 거라 배영이 제일 쉬워요." 그러더라고요. 실제로 저하고 같이 초보반에서 출발한 다른 사람들은 잘 가요. 그런데 저는 배가 뒤집어지듯이 잘 가다가 뒤집어지는 거예요. 가슴이 없는 쪽으로. 그럴 땐 정말 '가슴이 없는 게 확실히 장애가 되는구나.' 하고 느껴져 굉장히 위축되죠.

05 성생활, 배우자와의 따뜻한 교감

유방암 환자들은 성생활에서도 다양한 어려움을 겪습니다. 수술 후 배우자가 상처 부위를 만지는 것을 두려워하기도 하고, 질병 극복을 우선으로 생각하다 보니 성생활에 대한 욕구가 감소하거나 무관심해지는 경우도 많습니다. 이런 경우 배우자까지 덩달아 점차 소원해지는 악순환이 일어나면서 갈등을 겪기도 합니다.

일부 환자는 호르몬 치료 시 복용한 약물의 후유증으로 질이 건조해져서 힘들다고도 합니다. 반면에 가슴이 없는 신체의 변화에 대해 배우자와 대화를 나누면서 이해와 지지를 받고, 배우자를 배려하는 마음에서 성생활에 적극 임하는 경우도 있습니다.

☐ 부부관계를 꺼려했다.
☐ 부부관계를 안 하면 서로 멀어진다.

- ☐ 호르몬제를 먹으면서부터 부부관계를 하면 너무 아파서 싫다.
- ☐ 질이 건조해지는 느낌이 들고, 성관계를 가지면 약간 불편하다.
- ☐ 아프다는 핑계로 남편을 피하게 된다.
- ☐ 남편이 나를 너무 조심스러워한다.
- ☐ 미안한 마음이 들까 봐 더 적극적으로 노력하고 있다.
- ☐ 남편 앞에서 부끄러워하지 않고 허심탄회하게 이야기했다.
- ☐ 남편이 노력하는 모습을 보면서 소원한 마음이 많이 없어졌다.

부부관계를 꺼려했죠

처음에는 제가 부부관계를 꺼려했어요. 부부관계를 하려면 애무 같은 것도 해야 하는데, 그런 게 싫었거든요. 무심결에 오는 손길도 탁 쳐내고 그래요. 그런 문제로 싸움이 잦아지니까 더 싫어요.

부부관계 생각이 없지는 않았는데, 이제는 거의 느낌이 없어요

처음에는 치료에 전념하느라 부부관계에 대한 생각이 없었는데, 한 1년 정도 지나니까 그런 생각이 줄어든 게 아니라 오히려 조금 더 증대되었던 것 같아요. 그런데 약을 먹으면서 완전 폐경에 접어드니까 질 건조증이 생기고, 그러니까 자연스럽게 기피하게 되더라고요. 지금은 거의 느낌이 없어요. 욕망 자체가 없다고 해야 하나? 그런 상태죠.

부부관계를 안 하면 서로 멀어져요

내가 그런 걸 별로 좋아하지 않아서인지 남편이 따로 잤으면 싶었어요. 나가서 살든 뭘 하든 나한테 터치를 안 했으면 좋겠더라고요. 사실 부부관계를 안 하면 멀어져요. 남남이 되는 거죠. 어쩌다 한 번씩 하려면 힘들고 그러니까 더 잘 안 되죠. 남편은 지금도 "마누라만 안다." 그런 사람이에요. 그래서 더 싫은 거죠. 옛날에는 내가 남편을 간섭하고 그랬는데 지금은 다 내려놨어요.

호르몬제를 먹고부터 부부관계를 하면 너무 아파요

수술하기 전에는 부부관계가 꽤 원만했어요. 그런데 수술을 하고 나니까 부부관계를 못하겠더라고요. 항암 치료를 받느라 거의 1년 동안 부부관계를 안 하고 멀어졌는데, 다시 해보려니까 못하겠는 거예요. 호르몬이 차단되어서 약을 먹는데, 그걸 먹고 나면 질이 건조해져서 그런지 너무 아파요. 남편이나 나나 젊은 나이가 아니다 보니까 그것도 좀 그렇고……

질이 건조해지는 느낌이 들면서 성관계를 가지면 약간 불편해요

4년이 지나면서 질이 조금 건조해지는 느낌을 받았습니다. 그러면서 남편과의 성관계가 불편하게 느껴졌어요. 그때는 젤이나 이런 걸 한 번도 사용해본 적이 없었죠. 아이 둘을 낳고 나서 남편이 계속 콘돔을 사용했기 때문에 젤을 사용해보질 못했던 거예요. 그래서 성관계를 가지면 질이 좀 아프고, 그러니까 아무래도 덜 하게 되죠.

아프다는 핑계로 피하게 되더라고요

자동으로 피하게 되더라고요, 내가 아프니까. 신랑도 내가 아프니까 조심하고. 그런데 시간이 지나니까 이번에는 남편이 날 피하더라고요. 사실 부부관계 때문에 민감해질 때가 있어요. 여성호르몬이 안 나오고 그러면서 성욕이 별로 느껴지지가 않아요. '관계를 하고 싶다.' 이런 생각이 머릿속에서 떠나버린 것 같아요. 그런데 신랑도 저한테 다가오지를 않으니까 이상한 거죠. 더구나 신랑이 저보다 더 어리거든요. 그래서 내가 물었죠. 왜 나를 피하냐고. 그런 문제로 부부싸움을 한 적도 있어요.

나는 전혀 의욕이 없고
남편은 너무 조심스러워하고……

부부 문제, 당연히 있죠. 왜냐하면 의욕이 없으니까. 밥도 잘 먹고 활달하고 기분이 좋고 그래야 몸도 가고 마음도 가는 거잖아요. 마음에 아무런 의욕이 없으니까 성욕도 안 생기는 거죠. 그런데 남편은 너무 조심스러운 거예요. 제가 누워 지내면서 힘들어하니까 '내가 이 사람을 어떻게 만지지? 어떻게 그런 표현들을 하지?' 하면서 욕구를 많이 자제한 것 같아요. '이 사람은 지금 이럴 수밖에 없지. 그러니까 내가 요구하면 안 되지.' 가끔 "너는 그런 욕구들이 안 생겨?" 이렇게 물어봐요. 그래서 "나는 너무 힘들어서 아무 생각도 안 나." 이렇게 얘기하면 혼자서 해결하고 그렇게 잘 넘어갔어요.

저는 폐경이 안 된 상태였는데, 항암 치료를 받으면서 폐경이 되더라고요. 완전히 생리가 끊기니까 질 건조증이 생겼어요. 그래서 관계를 가지면 아프니까 더 하기가 싫더라고요.

지금도 약을 먹고 있는데 완전 폐경은 아닌 것 같아요. 선생님도 돌아올 수도 있다고 하더라고요. 그런데 아직 월경을 안 하니까 질 건조증이 그대로 있어요.

미안한 마음이 들까 봐
더 적극적으로 노력하고 있어요.

호르몬제를 먹으면서부터 부부관계에 대한 생각이 좀 없어지더라고요. 남편하고 나이 차이가 8년이나 나는데, 나 때문에 잠자리를 하고 사랑을 나누고 그런 건 아니지만 그래도 미안한 마음이 들까 봐, 제가 더 적극적으로 노력하고 있어요. 남편도 어디서 유방암에 걸리면 성욕이 거의 없어진다는 얘길 들은 것 같더라고요. 그래서 아직까지는 생활하는 데 별 문제는 없어요. 오히려 금슬이 더 좋아진 것 같아요. 같이 놀러도 다니고 낚시도 다니고 등산도 다니고 해요. 경제적으로는 힘들지만, 내가 놀고 있으니까 자유롭잖아요.

남편 앞에서 부끄러워하지 않고 허심탄회하게 이야기했어요

제가 수술하기 전까지만 해도 이조시대 여인처럼 이성적인 면에 눈을 많이 못 떴어요. 그러니까 남편의 자리, 아내의 자리 이런 고정관념 속에서 산 거죠. 그러다 몸이 아프고 나서는 나 자신을 바꿔야겠다는 생각이 들었어요. 나 자신을 바꾸지 않으면 이걸 극복할 수 없다는 생각도 들었죠. 그래서 남편에게 얘기했어요. "언제 내가 가게 될지 모르지만, 오래 묵은 친구처럼 허심탄회하게 얘기를 해보자." 그러고는 성적인 얘기도 했습니다. 원할 때는 원한다고 얘기하고, 힘들 때는 힘들다고 얘기했죠. 수술한 부위에 바늘로 콕콕 찌르는 듯한 증세가 좀 있었어요. 그때 제일 궁금한 게 유두였어요. 그걸 그대로 살렸는데, 정말 유두가 그대로 산 건지, 모양만 그냥 살려놓은 건지 궁금했거든요. 그런데 예전에 성관계를 할 때처럼 가슴에서 전율이 오고 그랬어요.

노력하는 남편의 모습 덕분에
소원했던 마음이 많이 사라졌어요

부부관계가 잘 이루어지지 않을 때는 그것 말고도 아름다움이 있다는 것, 마음을 나누는 다른 방법들이 있다는 걸 이해하고 그 방법을 부부끼리 익히고 나누면 참 좋을 것 같아요. 사실은 남편과 제가 좀 소원했거든요. 부부관계가 없으니까. 그때 남편한테 그 애기를 했어요. 남편이 사회생활로 바쁘고 그래서 대화가 없었는데, 어느 날 제가 먼저 남편에게 마음을 털어놓은 거죠. "난 정말 당신의 손길이 필요해. 당신의 마음이 필요해." 그러면서 남편과 대화를 나누고 싶다고 그랬어요.

그날 이후 남편이 의도적으로 나를 토닥거리고 마음 쓰고 그러는 게 보였어요. 본래 그런 사람이 아니거든요. 그래서 지금은 소원한 마음이 많이 완화됐죠. 남편이 노력하는 모습 덕분에 많이 녹아내린 것 같아요. 지금은 잘 지내고 있습니다.

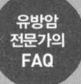

유방암 환자의 성생활, 그 현실적인 문제들

다음은 유방암 진단 이후 치료를 받는 여성들이 보이는 성생활과 관련된 현실적인 문제와 사례다.

첫째, 유방암 진단 이후 초기에 겪는 어려움으로 성생활은 삶의 우선순위에서 밀려난다.

- 내 한 몸이 지금 너무 괴롭고 또 어떻게 투병생활을 해나가야 하나, 이런저런 생각으로 꽉 차서 '내가 과연 살 수는 있을까?', '뭘 먹고, 무엇을 해야 할까?' 하는 것만 생각했어요.
- 수술 후 1년 정도는 항암 치료를 하느라 정신과 육체 모두 피곤해서 잠자리는 생각도 못했어요.

둘째, 유방암으로 인한 신체적 문제가 어느 정도 해결되면서부터 앞으로의 성생활에 대한 고민과 함께 두려움이 밀려온다.

- 정신적으로도 이제 여자로서는 끝났다고 생각했어요.
- 예전에는 양쪽 가슴을 다 애무해줬는데 수술한 쪽은 아프니까 만지지 않겠다고 할 때 서운했어요.
- 부부관계가 진짜 악화됐어요. 몸이 바삭거리는 느낌(질 건조증)이 들어서 우울했고요. 이러다가 남편이랑 영영 멀어지지 않을까 하는 생각도 했어요.

셋째, 성생활 장애는 부부간의 문제를 넘어 가정이 파괴될 수도 있는 위험한 상황에 처한다.

- 정말 심한 말로 죽여버리고 싶었어요. 자격지심도 생기고. 자꾸 예민해지면서 남편에 대한 의심도 들었어요.
- 남편이 여차하면 단란주점 가서 블루스를 추거나 다른 데 가지 않을까 하는 생각이 한동안 매우 심하게 들었어요.

넷째, 삶에 대한 애착과 성에 대한 인식의 전환을 통해 성생활이 삶의 짐이 아니라 오히려 활력소로 바뀐다.

- 남편 말이 제게는 큰 힘이 됐어요. 한 여자인데 두 여자와 사는 기분이라고 하더라고요.
- 옷 벗기 불편하다니까 남편이 막 화를 내면서 벗고 자래요. 부부는 벗고 자야 좋은 거라고. 화를 내다시피 하니까 마지못해서 벗었죠. 남편이 저를 많이 배려해줬어요.
- "나는 머리가 없어도 괜찮다. 가슴도 부분 절제를 했지만 아예 없더라도 당신은 나의 아내고 내가 사랑하는 사람이다."라고 남편이 응원해줬어요.
- 서로 이야기를 나누면서 잠자리를 해요. "힘을 줘, 지금 힘 풀어……." 자연스럽게 이야기를 하고 내가 원하는 게 있으면 이렇게 해달라 저렇게 해달라고 말해요.

기본간호학회지 제17권 제2호, 2010년 5월
[한국 유방암 여성의 성생활 경험에 관한 포커스 그룹 연구] 이명선·손행미 논문 중에서

06 삶의 소중함을 다시 생각하다

유방암 환자들은 진단과 치료를 받으면서 자신이 살아온 삶을 되돌아보게 됩니다. 자신의 몸에 질병이 찾아든 것에 대해서는 분노와 절망의 마음을 갖지만, 한편으로는 유방암 덕분에 예전에 미처 알지 못했던 삶의 소중함을 깨닫는 경우도 많습니다. 이런 환자들은 치료 기간을 잠시 쉬어가는 휴식 기간으로 생각하고 현재의 삶에 감사하며 적극적으로 수용합니다. 이와 더불어 타인을 배려하고 이해하는 마음이 생긴 경우도 있고, 유방암 덕분에 고통과 고독, 인내심을 배우면서 성격이 긍정적으로 변한 경우도 있습니다.

또 유방암 진단을 받고 치료 과정을 거치면서 자신을 우선으로 하는 삶을 살게 되었다는 경우도 있습니다. 늘 가족을 위해 희생하고 가족이 우선이었던 삶에서 자신이 원하는 삶을 살게 된 경우입니다.

- ☐ 인생을 다시 살 수 있는 계기가 된 것 같다.
- ☐ 옛날에는 앞만 보고 갔는데 수술을 하고 나니까 사방이 다 보인다.
- ☐ 살아 있음에 감사하고 쉴 수 있는 시간이 주어진 것에 감사한다.
- ☐ 유방암 판정을 받으면서 모든 욕망을 다 내려놓게 되었다.
- ☐ 이해를 많이 하는 성격으로 바뀐 것 같다.
- ☐ 긍정적으로 생각하고, 안 좋은 기억은 빨리 잊어버린다.
- ☐ 즐길 수 있는 시간적인 여유가 생겨서 마음 부자로 살고 있다.
- ☐ 일하고 싶을 때 하고 쉬고 싶을 때 쉬니까 더 좋아지는 것 같다.

인생을 다시 살 수 있는 계기가 된 것 같아요

터닝 포인트라고 하나? 유방암이 제 인생을 다시 살 수 있는 계기가 된 것 같아요. 하나를 잃은 대신 하나를 얻은 셈이죠. 그래서 유방암 수술이 나쁘다고만 할 수 없어요. 물론 한쪽 유방이 없기 때문에 목욕탕을 못 간다거나 그런 건 불편해요. 하지만 그 대신 그동안 몰랐던 걸 많이 알게 되고, 많이 느끼게 되고, 자연에 대해 감사하는 마음이 생기니까 생활이 즐거워요. 덕분에 인생이 달라진 것 같아요.

▍옛날에는 앞만 보고 갔는데
▍수술을 하니까 사방이 다 보이더라고요

수술하고 나서 성격과 건강 모두 좋아진 것 같아요. 원래 심장이 좀 약한 편인데, 심장도 정상이고, 저혈압이었는데 혈압도 정상으로 돌아오고, 마음도 긍정적으로 바뀌었어요. 예전에는 뒤도 안 돌아보고 앞만 보고 갔는데, 수술을 하니까 사방이 다 보이더라고요. 옛날에는 진짜 그런 걸 못 느끼고 살았죠. 수술하고 나서 얻은 게 참 많아요. 그래서 나한테 암이 온 것은 '내 운명이구나.' 하고 받아들였어요. 그리고 이제는 언제 어떻게 될지 모르니까 '살아 있는 동안 뭔가 보람된 일, 마음속으로만 생각하면서 실천하지 못했던 일을 하면서 살아야겠다.' 그런 생각을 하고 있어요.

▍살아 있음에 감사하고
▍쉴 수 있는 시간이 주어진 것에 감사해요

심정적인 변화는 '살아 있어서 감사하다.'는 걸 다시 한 번 깨닫게 된 거죠. 막말로 '찌찌가 하나 없다.'는 것 때문에 우울감에 빠질 필요가 없다는 걸 깨달았다고 해야 할까요? 그리고 신에 대한 감사가 느껴지더라고요. 제가 거의 14년, 15년 동안 직장생활을 했는데, 아이들을 위해 쉬지 않고 달려왔던 내게 유방암 덕분에 쉴 수 있는 시간이 주어졌다고 생각하니까 오히려 감사하는 마음이 들었죠. '지금 이 시간들에 대해 충분히 감사함을 느끼고 누려야지.' 하는 생각이에요.

유방암 판정을 받으면서 욕망들을 다 내려놓게 되었습니다

2009년에 유방암 판정을 받았어요. 그리고 지금은 "꿈이 있는 여자는 늙지 않는다." 이런 말을 되새기면서 현재의 소중한 시간들을 살아가고 있습니다. 그동안 내 욕망을 채우기 위해 앞만 보고 달려오다 덜커덕 유방암에 걸린 셈이죠. 하지만 유방암 판정을 받으면서 오히려 그동안의 욕망을 다 내려놓게 되었습니다.

잠시 휴식 시간을 줬다는 생각이 들어요

모임에 나가서 활동해보니까 시간도 빨리 지나가고, 잡생각도 없어지고, 제가 환자라는 걸 인식하지 못할 정도로 재미있게 살게 되더라고요. 스트레스를 엄청 많이 받는 직업이어서 어깨에 늘 짐을 얹고 살았죠. 할 일도 많았고. 그런데 병을 얻고 나서 그것을 다 내려놓으니까 정말 행복한 거예요! '이렇게 마음이 편한데, 지금까지 내가 그걸 안고 있었구나.' 싶어요. 그동안 바쁘게 살았으니까, 내가 나한테 잠시 휴식 시간을 줬다고 생각해요.

저는 산을 되게 좋아하는데, 혼자서 가본 적이 없었어요. 그런데 이번 기회에 귀에 이어폰 꽂고, 돗자리 챙겨서 도시락 싸가지고 산행을 하는데, 나 혼자만의 여행을 하는 것 같은 여유로움이 느껴지더라고요. 나와의 데이트죠. 돗자리 펴고 소나무 밑에 누워서 음악 듣고, 책도 읽고……. 너무너무 행복했어요.

▍이해를 많이 하는
▍성격으로 바뀐 것 같아요.

이해를 많이 하는 쪽으로 성격이 바뀐 것 같아요. 예를 들어 예전에는 누가 약속시간을 어기면 성질을 부렸는데 이제는 '그럴 수도 있지.' 해요. 많이 변했죠. 또 예전에는 사람들 앞에서 수줍음을 많이 탔는데 그것도 많이 달라졌어요. 내가 경쾌해져야 다른 사람들도 '저 사람 씩씩하고 건강하다.', '어머, 아픈 사람 같지 않네?' 그렇게 생각할 테니까요. 전 아픈 거 보이기 싫거든요. 사람들이 지금도 제가 아픈 줄 몰라요, 말을 안 하면.

▍지금은 싫은 사람도 없고
▍성격도 활달하게 변했어요

성격을 완전히 바꿨죠. 지금은 싫은 사람이 없어요. 나이 드신 분, 아픈 사람, 안 아픈 사람, 어린 사람 다 수용할 수 있어요. 남편두 가끔 "당신이 이제는 남자네." 그래요. 예전에는 남편이 소리 한 번 지르면 꼼짝도 못했는데, 지금은 막 따지고 그러거든요.

▍긍정적으로 생각하고,
▍안 좋은 기억은 빨리 잊어버려요

괜히 사람이 미워지는 일이 있잖아요. 요즘은 웬만하면 안 좋은 기억은 하루를 안 넘기려고 애를 써요. 처음에는 오랫동안 쌓인 습관 때문에 힘들었는데, 계속 반복하다 보니까 자연스러워졌어요. 그러면서 편안해졌죠. 제가 아프기 전에 만났던 분들이 지금은 오히려 제가 편안해지고 밝아졌대요. 하여튼 요즘은 웬만하면 긍정적으로 생각하려고 해요. 스트레스를 안 받는 게 최고죠.

제가 좋아하는 걸 먼저 사요

어머니들은 대부분 마트에 가면 내가 먹고 싶은 게 아니라 가족들이 좋아하는 거에 손이 가고, 가족들이 좋아하는 음식을 하죠. 그런데 지금의 저는 그렇지 않아요. 일순위는 제가 좋아하는 거, 제가 먹고 싶은 거예요. 가족들 생각 전혀 하지 않아요. 처음에는 조금 미안하기도 하고 그랬는데, 지금은 오히려 내가 나를 위해서 할 수 있는 일이 있다는 것에 대해서 희열이 느껴지고 에너지가 나오는 거 같아요. 사실은 그동안 좀 억울하다는 생각을 했죠. '가족에게 희생해서 얻은 건 이 병밖에 없구나.' 그러면서 혼자 억울해하지 않도록 행동하는 게 더 낫다는 생각이 들었어요. 쓸데없이 가족을 원망하는 대신 남은 생을 나 위주로 살아야겠다고 생각한 거죠.

문화생활도 즐기고 여행도 하고, 필요한 것 사고 그랬어요

이제는 문화생활도 즐기고 싶으면 즐기고, 여행도 하고 싶으면 하고, 나한테 필요한 것이나 사고 싶은 게 있으면 그냥 사요. 수술 후 제일 먼저 한 일이 백화점 가서 옷 사는 거였어요. 그리고 오래된

아들 컴퓨터도 새로 바꿔줬죠. 애들 옷도 사주고. 항암 치료를 하면서 '내가 혹시 이렇게 가면 그동안 알뜰살뜰 아긴 게 다 무슨 소용이지?' 하는 생각이 드니까 인생이 정말 허무하더라고요. 그래서 애들한테도 좋은 엄마로 남기 위해 그렇게 한 거죠.

즐길 수 있는 시간 여유가 생겨서 마음 부자로 살고 있어요

환자의 몸으로 설악산, 지리산 등등 전국의 산을 거의 다 누비고 다녔어요. 금강산도 갔다 왔죠. 만일 제가 아프지 않았다면 오히려 이런 기회가 없었을 거예요. 병이 생긴 덕분에 시간 여유가 생겼고, 건강도 더 챙기게 됐죠. 병원에서 오라 그러면 무조건 가고, 내가 알아서 찾아가기도 하고, 뭐가 좀 이상하면 빨리 체크해요.

예를 들어 부분 절제를 했는데도 갈빗대 쪽에 살이 뭉친 부분이 있더라고요. 선생님도 못 보고 있었넌 셜 세가 먼저 발견해서 주직 검사를 해봤죠. 다행히 아무것도 아니라고 해서 안심했어요.

제가 아프지 않았다면 지금도 돈에 집중하고 있겠지만, 이제는 마음의 부자로 살기로 했어요. 우리 병원에서 봉사도 하고, 모임에서 임원도 맡고, 뭐든지 적극적으로 해요. 옛날에는 쑥스러워서 노래방을 가도 한두 곡 하고 뒤에 앉아 있거나 그랬는데 지금은 아니에요. 산에 가도 선두, 자전거를 타도 선두예요. 이제는 자전거를 타고 한강을 한 바퀴 돌 정도로 힘이 넘쳐요. 수술을 하거나 치료를 해서 아픈 것은 내 의지로 어쩔 수 없지만, 스스로 이길 수 있는

데까지는 이겨내려고 해요.

집안일도 쉬엄쉬엄 하니까
몸이 오히려 더 좋아지는 것 같아요

예전에는 남편이나 자식한테도 흐트러진 모습을 보여주지 않으려고 엄청 노력했죠. 무슨 일이 있으면 이틀이고 사흘이고 밤을 꼬박 새워서라도 마무리를 지어야만 직성이 풀리는 성격이었는데, 이젠 안 그래요. 집에 먼지가 굴러다녀도 머리로는 '저거 치워야 하는데, 보기 흉한데……' 그러면서도 안 치워요. '있다가 하지 뭐.' 그리고 잊어버리고 있다가 또 보여도 내가 하고 싶을 때, 편하게 해요. 성격이 그렇게 바뀌더라고요. 그러니까 제 몸도 오히려 더 좋아지는 것 같아요.

CHAPTER
05

사회생활, 결국은 마음가짐이다

01 가족의 끊임없는
응원이 필요하다

　유방암 환자들은 수술과 치료를 받을 때뿐만 아니라 치료 후에도 가족의 위로와 지지가 필요합니다. 특히 배우자가 직접적이고 적극적인 방식으로 정신적 지지를 표현할 경우 큰 위로를 받고, 질병을 극복하는 데도 많은 도움이 됩니다. 또한 환자 역시 가족에 대한 연민과 사랑의 마음으로 병을 극복하려는 의지를 보입니다.

　하지만 안타깝게도 치료를 받는 동안 집안일을 도와주고 책임져주던 가족들이 치료가 끝난 뒤에는 등한시하는 경우가 적지 않습니다. 유방암 환자들은 외관상으로는 건강해 보여도 집안일을 할 만큼 건강하지 않기 때문에 가족의 도움이 지속적으로 필요합니다. 때로는 가족들의 언어적 표현 때문에 마음의 상처를 받는 경우도 있습니다.

- ☐ 남편이 마사지를 해주니까 나쁜 느낌을 덜 받는 것 같다.
- ☐ 남편이 머리에 입술을 대주었던 게 참 고마웠다.
- ☐ 시어머니가 불쌍해서 내가 먼저 가면 안 되겠다는 생각이 들었다.
- ☐ 걱정하지 말라는 아들의 말에 용기를 얻었다.
- ☐ 무거운 걸 못 드니까 가족들이 협조를 해야 한다.
- ☐ 집 밖으로 잘 돌아다니니까 환자 취급을 안 한다.
- ☐ 기분 좋게 배려해주지 못하는 남편과 갈등이 심했다.
- ☐ 시어머님이 계속 부정해서 힘들었다.

남편이 따뜻한 손으로 마사지를 해주니까 나쁜 느낌을 덜 받는 것 같아요

내가 항암 치료받을 때, 남편이 항암 잘 들어가라고 마사지를 계속해줬어요. 그 부분이 따뜻해지니까 더 잘 들어가는 것 같더라고요. 항암제 들어갈 때의 느낌은 어떻게 표현을 할 수 없이 아주 나빠요. 그런데 남편의 마사지 덕에 나쁜 느낌을 덜 받는 것 같았어요. 또 내가 잘 못 먹으니까 맛있다는 음식점 찾아가서 사다 주고, 내가 먹고 싶어 하는 음식도 잘하는 곳을 찾아서 사다 주고 그랬어요. 기도도 해주고요.

남편이 내 머리에 입술을 대주었던 게 참 고마웠어요

제가 가발을 맞춰서 쓰고 왔는데 남편이 "아이고. 까까중이네." 그러면서 제 머리에 입술을 대주더라고요. 그게 참 고마웠어요. 그리고 머리를 쓱쓱 쓰다듬어주면서 "괜찮아 예뻐. 두상도 예쁘고." 그러면서 넘어갔죠. 그 다음부터는 면도도 제가 직접 했어요, 집에서. 처음 면도를 하니까 빡빡해서 아프더라고요. "머리가 너무 아픈 것 같아." 그랬더니 남편이 로션을 좀 바르라고 일러줬어요. "생전 처음 머리를 미니까 두피가 상할 수도 있어. 남자들 수염 깎고 나면 로션 바르잖아. 그것처럼 로션 조금 발라봐. 그럼 괜찮을 거야."

어떤 사람들은 남편이 접근도 못하게 한다는데 저는 안 그랬어요. 지금도 몸이 어디 아프면 "나 몸이 좀 불편해. 주물러줘봐." 그렇게 마사지를 해달라고 해요.

시어머니가 불쌍해서 내가 먼저 가면 안 되겠다는 생각이 들었어요

애들도 있고 남편도 있지만 내가 죽는다는 생각을 하니까 여든이 다 된 시어머니가 제일 마음에 걸리더라고요. 남편은 물론 재혼을 할 거고, 애 하나는 군대에 가고, 하나는 대학 졸업해서 결혼도 했으니까 애들 걱정은 없지만 '저 노인네를 어쩔까?' 하는 걱정이 되더라고요. 그래서 '아이고 저 양반보다 먼저 가지는 말아야지.' 하면서 살아야겠다는 힘을 얻었죠.

걱정하지 말라는 아들의 말에 용기를 얻었어요

수술하기 전에 애들 불러놓고 얘기했어요. "엄마가 지금 이런 상황이야. 앞으로 엄마는 스트레스를 받아도 안 되고, 먹는 것도 힘들 거야. 그러니까 앞으로 1년 동안은 너희들이 엄마를 보살펴줘야 해." 그랬더니 수술하는 날 열댓 명이 왔던 것 같아요.

수술하고 회복실에서 올라오니까 다들 밥을 먹으러 샀는데 아들만 제 침실 옷을 들고 올라오더라고요. 딸애는 큰애라서 그런지 비교적 덤덤한데 아들은 마음이 좀 여려요. 그 녀석이 들어오더니 베개를 탁 집어 누르는 거예요. 우는 모습 안 보이려고 그런 것 같아요. 그러고는 저를 뒤에서 딱 안고 "엄마, 걱정하지 마. 내가 아빠 노릇까지 다 해줄게. 그동안 너무 고생해서 암이 걸린 것 같아. 이제는 내가 엄마 목욕까지 다 시켜줄 테니까 걱정하지 마." 그러는 거예요. '그래도 내 새끼가……' 그러면서 용기를 얻었죠.

아이가 밥도 안 먹고 나한테 온 거잖아요. 제 딴에는 밥을 먹을 수가 없었나 봐요. 원래 착한 아들인데, 그때부터 더 달라졌어요. 저를 위해서 할 줄도 모르는 하이 개그를 친구들한테 배워서 해주기도 했어요.

1년, 2년이 지나도 무거운 걸 못 드니까 가족들이 알아서 협조해야죠

유방암 환우들은 대부분 무거운 걸 못 들어요. 특히 오른쪽을 수술하면 칼질도 못해요. 깍두기도 못 썹니다. 잘못하면 부종이 오거든요. 어떤 면에서 보면 공주처럼 옆에서 누가 돕지 않으면 안 됩니다. 그래서 가족들이 많이 협조해줘야 돼요. 그런데 대부분의 남편들이 한 1년, 2년만 도와준대요. 그러고 나서는 옛날 생활, 아내가 건강했던 생활로 돌아가요. 남편도 아이도 우리 아내는, 우리 엄마는 건강해졌다고 생각하니까 그런 거죠. 물론 건강하지만, 분명히 예전과는 달라요. 그래서 가족들이 많이 도와줬으면 합니다.

집 밖으로 잘 돌아다니니까 환자 취급을 안 해요

항암 치료를 받고 나서 여기저기 막 돌아다녔어요. 그러니까 "어이구 다 나았네." 그러면서 환자 취급을 안 하는 거예요. 몸 관리도 하고 스트레스도 줄여야 하는데, 남편도 애들도 그럴 기미가 안 보이는 거예요. 그나마 큰아들은 제가 무슨 말을 하면 비교적 잘 들어주는 편이에요. "엄마는 스트레스 받으면 안 돼." 그러면서 조금씩 해주려고 애는 써요. 그런데 남편은 제가 늘 돌아다니니까 "쟤는 아픈 애가 아니야." 하면서 제가 환자라는 걸 잊어버릴 때가 있더라고요. 그래서 제가 그런 말도 했죠. "내가 이렇게 돌아다니는 게 당신과 애들 도와주는 거야. 만약 내가 집에만 있으면, 몸에 이상이 있어서 그런 거지 그냥 있는 게 아니거든. 그러니까 돌아다 닌다고 뭐라고 하지 마. 이게 바로 건강하다는 증거니까."

병석에 누워 가족들과 대화를 하면서 가족의 소중함을 알았어요

내가 아파서 누워 있으니까 모든 가족이 '이래서 우리 엄마가 진짜 필요했구나.' 그런 걸 느끼게 된 것 같아요. 병석에 누워 가족들한테 이런 얘기를 듣고 정말 감동을 받았죠. 그래서 나도 애들한테 "그래, 나도 너희들이 얼마나 귀중한 내 새끼들인지 잘 몰랐다." 그런 얘기를 해줬어요. 병원 생활을 하면서 그런 대화를 많이 했죠. 남편하고도 그렇고.

같은 말이라도 기분 좋게 배려해주지 못하는 남편과 갈등이 심했어요

'왜 남편이 좀 배려해주지 못할까? 같은 말이라도 좀 기분 좋게 해주지.' 그러면서 갈등이 심했어요. 남편이 외아들이라 그런 건 이해하지만, 그래도 말을 좀 예쁘게 해주면 얼마나 좋겠어요? 그게 제일 가슴 아팠어요. 지금처럼 이렇게 떨어져서 혼자 생활하니까 더 좋아요. 간섭 없이 하고 싶은 거 다 하고, 운동하고 그러니까 내가 더 건강해졌나 싶기도 하고 그래요. 그래서 지금은 떨어져 있지만 남편한테 고맙게 생각해요.

시어머님이 계속 부정해서 힘들었어요

친정엄마한테 말하기가 너무 힘들었는데, 시어머니는 더 힘들었어요. 제가 유방암에 걸렸다는 사실을 완전히 부정하셨거든요. 그러면서 계속 "병원을 몇 군데 더 가봐라." 그러시는 거예요. 확진을 받고 수술 날짜까지 잡았는데도 못 받아들이시니까 마음이 아팠죠. 차라리 울거나 화를 내면 그냥 넘어갈 것 같은데 계속 부정해서 정말 힘들었어요.

배려를 해도 짜증나고 안 해줘도 짜증이 나요

지나치게 배려를 해도 짜증이 나고 너무 배려를 안 해줘도 짜증이 나는 거예요. 그런 두 개의 마음이 늘 있어요. 애들 입장에서는 무덤덤하게 지내는 게 저를 편하게 해주는 거라고 생각해서 그럴 수도 있겠죠. 그런데 얘기도 안 해보고 너무 심한 배려를 해주니까, 환자 취급을 하니까 짜증이 나는 거예요. 제가 전화를 안 받으면 애들이 뭐라 그래요. 걱정되는 거겠죠. 그럼 저는 "전에는 너희들이 나한테 관심이나 있었니?" 이런 말이 툭 튀어나오면서 자꾸 심리 상태가 이상해지더라고요.

구역질을 할 때 식구들이 안 좋은 표정으로 쳐다보더라고요

저는 항암 치료할 때 구역질이 많이 났어요. 그런데 식구들이 좀 안 좋은 표정으로 쳐다봐서 많이 섭섭했어요. '난 정말 힘든데, 가족들이 같이해주지는 못할망정 왜?' 이런 생각이 들었던 거죠. 그런데 식구들이 "더러우니까 나가서 하라."고 그러는 거예요. 그 말을 들었을 때 진짜 힘들었어요. 앞이 캄캄하더라고요. 그것 때문에 많이 울었죠.

02 주변의 조용한 응원이 더 큰 힘이 된다

유방암 환자들은 주변의 관심과 시선에 부담감을 느낍니다. 심지어 주변 사람들의 격려와 위로까지 공허하게 느껴지기도 합니다. 그래서 때론 말없이 지켜보는 마음이 더 힘이 될 수 있습니다. 이러한 이유 때문에 아예 주변 사람들에게 발병 사실을 알리지 않고, 만나는 것도 피하는 환자들이 있습니다. 반면에 병을 숨기고 사회와 단절된 채 살기보다는 처음부터 주변에 알리는 것이 심리적 부담을 없애는 길이라고 말하는 환자도 있습니다.

- ☐ 건강한 사람한테는 숨기고 아픈 사람한테는 다 드러낸다.
- ☐ 아프냐고 물어보는 것 자체가 싫어서 아예 외면하고 다녔다.
- ☐ 자존심 때문에 숨겼는데 소문이 내 귀에까지 들어왔다.
- ☐ 은연중에 관심을 갖는 호기심의 대상이 되기 싫어서 숨겼다.

- ☐ 나를 불쌍하다는 눈으로 보는 것이 비참해서 사람을 안 만났다.
- ☐ 남편의 사랑을 받지 못해서 암에 걸렸다는 편견이 있는 것 같다.
- ☐ 목욕탕에 갔는데 전염병 아니냐며 도망치는 여자들도 있었다.
- ☐ 친한 사람들이 환자 취급하는 것이 굉장히 불편하다.
- ☐ 병을 알리는 것이 스트레스 경감에 도움이 되었다.

동정받기 싫어서 건강한 사람한테는 숨겨요

"어머, 쟤 저렇게 많이 아팠대. 보기에는 튼튼한데." 이런 동정을 받기 싫어서 남들한테는 숨겨요. 제가 정말 걸어 다니는 병원이거든요. 안 아픈 데가 없어요. 2011년까지는 방사성 동위원소 치료를 받고 괜찮았는데, 2011년 이후에 패턴이 바뀐 것 같아요. 그전에는 선생님이 치료를 받으라는데도 "선생님 저 지금 건강 컨디션이 최고라서 안 받고 싶어요." 하고 사양했거든요.

그런데 어떻게 된 일인지 몸이 다시 나빠지면서 걸어 다니는 병원이 되어버린 거죠. 우리 올케가 '걸어 다니는 병원'이라고 놀리면서도 씩씩한 제 모습을 보고 웃어요. 대단하다고.

밝은 모습을 보이려고 노력하고, 병이 있다는 말을 안 하니까 사람들은 제가 환자라는 걸 몰라요. 특히 건강한 사람한테는 드러내지 않아요. 하지만 아픈 사람한테는 다 드러내요. 심지어 제 상처를 보여주기도 해요. 다들 놀라죠. 그러면서 "나를 위로 삼아 일어나라. 그 정도 상처는 아무것도 아니니까 털고 일어나라. 그걸 가지고 아프다고 하면 난 누워 있어야 돼!" 그렇게 얘기해줘요. 대단하다는 소리를 듣고 싶어서가 아니라, 제 자신을 바꾸기 위해서예요.

▌어디 아프냐고 물어보는 것 자체가 싫어서 외면하고 다녔어요

"저기 지나가는 저 사람, 유방암 수술했대." 그런 소리가 귀에 들리는 게 싫어서, 자꾸 이 사람 저 사람한테 퍼지는 게 싫어서 외면하고 다녔죠. 아는 사람이 저기서 오면 길이 멀어도 옆길로 돌아서 가고 그랬어요.

제가 항암 치료를 받을 때 얼굴이 퉁퉁 부었어요. 몸무게도 61킬로그램까지 나갔죠. 그게 몸 안에서 일어나는 부작용인 것 같더라고요. 어쨌든 누가 봐도 딱 환자 같은 거예요. 그때는 "어디 아파?" 하고 물어보는 것 자체가 싫어서 길을 돌아가서 차를 타거나 양산으로 얼굴을 가리고 다녔어요.

▌소문이 돌고 돌아 내 귀에 들어왔을 때 정말 큰 쇼크를 받았어요

자존심 때문에 친구들한테도 말을 안 했어요. 그때만 해도 암 환자라 하면 색안경을 쓰고 봤죠. 그런다고 숨겨지나요? 그 소문이 돌고 돌아 "어머, 걔 유방암이래. 암 환자래." 이런 얘기가 내 귀에까지 들어왔을 때 정말 큰 쇼크를 받았어요. 어쨌든 감추고 싶어도 감출 수가 없어 모든 걸 사실대로 얘기했죠.

그런데 직장은 또 다르잖아요. 여직원도 많고, 바라보는 시선도 싫었어요. 물론 지금 생각해보면 어떻게든 다들 알았을 것 같아요. 두 번째 항암 치료를 했을 때는 얼굴이 새카맣게 올라왔거든요. 그때 친구가 검은 걸 커버하는 화장품을 사줬는데. 그걸 바르고, 눈썹도 붙이고 가발을 쓰고 다니는데 어떻게 몰랐겠어요? 그래도 끝까지 얘기 안 했어요. 그때는 "나, 암 수술했어요." 이런 말을 하는 게 참 싫었어요.

호기심의 대상이 되기 싫었어요

처음에는 숨겼죠. 그래서 아는 사람이 별로 없었어요. 같은 환자 중에 "나는 유방암이다."라고 얘기하고 다니는 친구도 있었어요. 그러니까 오히려 주위에서 별것 아닌 것처럼 생각하더라고요. 하지만 보이는 데서는 말을 안 해도 어떤 결정적인 순간이나 자기들끼리 얘기를 나눌 때는 "쟤는 유방암 환자니까." 이런 얘기를 하지 않을까 하는 생각이 들더라고요.

실제로 이런 일도 있었어요. 제가 잘 모르는 사람들 있는 데서 제 친구가 우리는 모두 유방암 환자라고 얘기하자 옆에 있던 사람이 나한테 슬그머니 다가와서 그러는 거예요. "완전히 잘라냈어요?" 무엇 때문에 나한테 그걸 묻는지 굉장히 속이 상하더라고요. 그건 그냥 호기심이잖아요. 그래서 "그게 왜 궁금한데요? 다 자르진 않았지만, 잘랐다 한들 그게 무슨 상관이에요?"라고 쏘아주었죠.

나중에 제 친구한테 "네가 그렇게 떠들고 다녔기 때문에 나도 덩달아 그런 대접을 받았다."라고 얘기했어요. "거봐. 그 사람이 나나 너한테 무슨 관심이 있었겠니. 그건 그냥 호기심일 뿐이잖아. 우리가 그런 사람들의 호기심의 대상이 될 필요는 없지 않니?"

불쌍하다는 눈으로 보는 것이 싫고 비참해서 사람을 안 만났어요

나를 불쌍하다는 눈으로 보는 게 싫었어요. 난 당당하고 떳떳하게 일도 잘했고, 내 관리도 잘했고, 애들 잘 기르고, 살림하면서 못하는 것 없이 살았는데 암 환자라고 하면 갑자기 나를 불쌍하게 보고 울고 그러는 게 나를 더 비참하게 했어요. 그래서 사람을 진짜 안 만났죠.

가슴을 잘라내서 마음이 안 좋겠다며 안쓰럽게 보는 사람들이 있어요

가슴은 여성의 상징이잖아요. 저는 괜찮지만 남들이 저를 굉장히 안쓰럽게 보는 거 있죠? '쟤는 가슴을 잘라냈대. 그러니까 마음이 안 좋겠다.' 이런 눈으로 보는 것이 느껴져요.

대중목욕탕에서 이상한 동물 쳐다보는 듯한 시선을 느낄 때가 있어요

대중목욕탕에 갔을 때, 가끔 가슴을 가리지 않으면 같은 여자들인데도 마치 동물을 쳐다보는 듯한 그런 시선을 느낄 때가 있어요. 힐끗힐끗 거울을 통해 제 가슴을 훔쳐보면서 '저 사람 저런 병에 걸려서 어쩐대?' 그런 생각들을 하는 것처럼 느껴지는 거죠.

조기 검진 캠페인 활동을 할 때 유방 모형을 만져보는 단계가 있는데, 그럴 때 남자들이 좀 안 좋게 얘기를 해요. 유방암은 남편의 사랑을 받지 못해서 걸린다든가, 남편이 바람을 피우고 속을 썩여서 걸린다든가 하는 얘기들이죠. 또 성격이 안 좋은 여자들이 유방암에 걸린다는 편견이 있는 것 같아요. 같은 여자들이고, 그 사람들도 잘못하면 유방암에 걸릴 수도 있는데 어쩜 그렇게 '나는 절대 아니다.' 하면서 유방암에 걸린 사람과 안 걸린 사람을 딱 잘라놓고 쳐다보는지 그 이유를 모르겠어요.

가끔 "그런 거 먹어도 되니?"라든가 "이런 거 막 먹어도 돼? 너 고기 먹으면 안 되지 않니? 커피 마셔도 되니?"라고 묻는 경우도 있습니다. 그럴 때면 '아직도 사람들 마음속에는 저런 생각이 있구나. 표현을 안 하고 있을 뿐이지 항상 마음속에는 어떤 거리감을 두고 있구나.'라는 생각이 들어요.

목욕탕에서 옮는 병 아니냐며 도망가더라고요

목욕탕에 갔는데 어떤 여자들이 도망을 가는 거예요. "이거 옮는 거 아냐?" 그러면서. 사우나 가면 그런 방들이 있잖아요. 소금방, 보석방 그런 곳이요. 대여섯 명의 여자가 황토방인가 그런 곳에 앉아 있다가 저한테 그러더라고요. 그래서 그때는 안 갔죠. 그런데 요즘도 못 가는 사람이 있대요. 남들이 나만 쳐다보니까. 이제는 마음을 편안하게 가지고 있어요. 사실 저는 남들보다 더하거든요. 가슴도 없고, 가운데와 위에 수술 자국도 있고, 진짜 흉해요. 그래도 그냥 가요. 사람들이 쳐다봐도 그냥 가는 거죠. 집에서 하는 그런 목욕 말고 뜨거운 데를 가고 싶으니까요. 이제는 다 내려놓게 되더라고요.

유방암이 전염되는 게 아니냐며 항의한 사람도 있대요

유방암에 대한 편견이 있어요. 수영장에서도 마찬가지죠. 제가 직접 당한 건 아니고 들은 얘긴데요, 제가 다니는 수영장에 저 말고 다른 유방암 환자가 있었나 봐요. 그런데 수영을 하고 나서 샤워를 하는데, 어떤 사람이 항의를 했다는 거예요. "저 사람 유방암 때문에 유방이 없어진 건데, 전염되는 거 아니에요?" 그러면서 그분을 샤워실이고 수영장이고 들어오지 못하게 하라고 했대요. 그 얘기 듣고 되게 황당했어요. 지금이 어떤 시대인데 그렇게 무식한 얘기를 하는지……. 그분이 상처를 받아서 수영장에 안 온다는 얘기를 듣고 제가 전화를 걸어 마음을 풀어줬어요.

친한 사람들이 환자 취급하는 것이 굉장히 불편해요

변화는 오히려 저보다 주위 사람들이 더 심한 것 같아요. 물론 저한테는 좋은 점이라고 봐야겠지만, 환자 취급하니까 그게 불편해요. 저는 환자라는 것을 잊어버리고 싶은데 그걸 자꾸 상기시켜주거든요. 요즘 간혹 학교에 시간강사로 나가는데, 거기서도 환자 대접을 해서 조금 불편해요.

병을 알리는 것이 스트레스 경감에 도움이 되었어요

"기쁨은 나누면 배가 되고, 슬픔은 나누면 반으로 줄어든다."라는 말이 있잖아요. 정말 그런 것 같아요. 제가 유방암이라는 걸 굳이 알리려고는 하지 않지만 알려야 할 상황이 되면 "나 이렇게 지냈어."라고 자연스럽게 얘기해요. 그게 저한테는 오히려 스트레스 경감에 도움이 됐던 것 같아요.

03 환우회, 경험과 정보를 나누는 안식처

유방암 환자들은 동병상련의 마음에서 서로에게 동질감을 느낍니다. 치료 과정에서 겪는 문제와 고통을 함께 나누고 느끼며 삶을 파괴하는 문제들을 해결해 자신들의 삶을 효과적으로 조절하고자 하는 것이 바로 환우회의 목적입니다.

유방암 환자들은 환우회 활동을 통해 다른 사람들도 비슷한 상황에 처해 있음을 확인하고, 환우들에게 더욱더 친밀감을 느끼게 됩니다. 뿐만 아니라 치료 과정에서 겪는 어려움에 대한 경험과 정보를 공유하며 실제적인 해결책을 얻는 기회를 제공받기도 합니다. 하지만 일부 환자는 치료 정보를 교환하는 과정에서 어쩔 수 없이 질병에 대한 부정적인 면을 이야기하게 돼 긍정적인 마음 자세에 도움이 되지 않았다고 말합니다.

☐ 같은 아픔을 겪어서인지 친구보다도 더 편하다.
☐ 가족한테도 못했던 이야기를 편하게 말할 수 있다.
☐ 같은 아픔을 가진 사람들끼리 위로하고 좋은 정보를 나눌 수 있다.
☐ 환우회에 가입하고 나서 몰랐던 부분을 많이 알게 되었다.
☐ 유방암 조기 발견 홍보강사를 하면서 많은 에너지를 충전하고 있다.
☐ 자꾸 몸이 안 좋은 이야기를 해서 오히려 마이너스 요인이 되었다.

같은 아픔을 겪은 사람들이 이해해주고 받아주어서 친구보다 더 편해요

수술 후 환우회 모임에 가입했는데, 정말 깜짝 놀랐어요. 그분들도 다 유방암 수술을 했고, 항암 치료며 방사선 치료를 다 겪었는데, 표정들이 너무 밝은 거예요. '이 사람들이 아픈 사람이야? 나는 아파서 꼼짝도 못하겠는데, 어떻게 저럴 수가 있지? 나도 이러면 안 되겠구나. 내가 살려면 나도 바꿔야겠구나.' 그렇게 마음 자세가 바뀐 거죠.

우선 병원 가는 걸 집에 가는 것처럼 생각했어요. '평생 여기를 다녀야 하니까 마음을 편하게 먹자.' 어차피 내가 짊어지고 가야 할 짐이니까 다 편하게 받아들였어요. 지금도 환우회 활동을 계속 하고 있어요. 아직 한 번도 빠진 적이 없을 정도죠. 아무리 남편이 가깝고 그래도 말할 수 없는 게 있잖아요. 그런데 환우들한테는 거리낄 게 없어요. 내가 무슨 얘기를 하건 그분들은 다 경험했으니까, 같은 아픔을 겪어 이해해주고 받아주거든요. 친구보다 더 편해요.

가족한테도 말 못 했던 걸 오히려 더 편하게 얘기할 수 있어요

환우회 모임은 2개월에 한 번씩 갖는데, 저는 임원을 맡고 있어 1주일에 한두 번은 꼭 보게 되죠. 그러니까 가족보다 더 친해져요. 아픈 사람이 아픈 마음을 안다고, 가족한테 말 못했던 걸 오히려 더 편하게 얘기할 수가 있어요. 예를 들어 "요즘 입맛이 없는데 뭐가 맛있고 어떻게 해야 맛있나?" 이러면 자신들의 경험을 다 들려주죠. 그러니까 산에 가든 어디를 가든 웃음꽃이 피어나죠. 지금 활동하시는 분 모두 전혀 환자 같은 느낌이 안 들어요. 신입 회원도 상실감 대신 오히려 슬서움을 찾을 수 있을 거에요. 저두 그랬거든요.

같은 아픔을 가진 사람들한테 많은 도움을 받았습니다

'저런 분들도 저렇게 오랫동안 관리해서 잘살고 있구나. 저렇게 마음을 긍정적으로 갖고 열심히 살고 있구나.' 하면서 저도 그렇게 돼야겠다는 생각을 하게 되죠. 즐거운 일이 참 많았던 것 같아요. 야유회나 우리 스스로를 위한 자조적인 모임이 많았는데, 거의 빠지지 않고 다녔죠. 그렇게 쫓아다니면서 절망감을 극복할 수 있었던 것 같아요. 내가 환우회에 들어오지 않고 혼자 극복하려고 했다면 아마 실패했을지도 몰라요. 일반인들은 일단 나를 보는 시각에서부터 차이가 나는데, 그들의 시각을 바꿀 수는 없잖아요. 그렇게 시간을 낭비하는 대신 같은 아픔을 가진 사람들끼리 모여서 위로의 말 한마디와 좋은 정보를 나누는 게 훨씬 낫다고 생각했고, 실제로 많은 도움을 받았습니다.

환우회에 가입하고 나서 몰랐던 부분을 많이 알게 되었어요.

제가 다니는 병원에 환우회가 결성되어 있어 정말 좋더라고요. 처음에는 어디서 정보를 얻어야 할지 모르는 상태였는데, 환우회에 가입하니까 내가 몰랐던 부분을 많이 알게 되더라고요. 암 수술을 받으신 분들은 꼭 환우회에 가입하셨으면 좋겠어요. 지금 제가 나가고 있는 환우회에서는 회장님이나 팀장님들이 부종이 오면 어디 가서 무슨 치료를 하면 좋은지 이런 걸 다 알려주거든요.

유방암 조기 발견 홍보강사를 하면서 오히려 에너지를 충전하고 있습니다

혹시라도 그런 일은 없어야겠지만, 만에 하나 유방암이 생겼을 경우 0기나 1기 정도에서 조기 발견할 수 있도록 도와주는 모임에서 교육을 받고 홍보강사로서 열심히 활동하고 있습니다. 이미 유방암을 앓고 있는 환우들이나 일반 여성들을 대상으로 조기에 유방암을 발견할 수 있는 방법을 알려드리면서 제 자신이 더 큰 도움을 받은 것 같아요. 오히려 더 많은 에너지를 충전하기도 했고요.

자꾸 몸이 안 좋은 이야기를 하니까 오히려 마이너스 같아요

4년 정도 되었을 때 대구에 있는 환우회의 등산 모임에 한 번 참여했습니다. 그런데 그 이후로는 한 번도 가지 않았어요. 유방암 때문에 모인 사람들이라 계속 유방암 얘기를 하더라고요. 아픈 이야기가 주제인 거죠. 당시 제 몸이 조금씩 좋아지고 있었는데, 몸이 안 좋은 이야기만 자꾸 하니까 오히려 안 좋은 생각이 자꾸 들더라고요. 어떤 분은 갑상선암이 전이되었다는데, 아마 그런 얘기에 반발심이 생겼던 것 같아요. 그래서 '이런 모임은 나한테 마이너스 요인이 되겠구나.' 하고 나가지 않기로 한 거죠. 다른 사람들은 환우회가 좋다고들 하는데, 저는 좀 더 적극적인 다른 모임에 나가든지 차라리 아무 모임에도 안 나가는 게 나을 것 같아요.

04 유방암 진단을 받은 이에게 유방암 환자가

유방암 환자들은 특히 치료 과정에서 겪은 어려움, 마음가짐, 대처 방법 등에 대해서 많이 이야기합니다. 우선 예기치 못한 인생의 대사건인 유방암 때문에 생긴 심리적 충격을 완화할 수 있도록 부인하거나 우울해하지 말고 유방암으로 인한 변화에 친숙해지라고 조언합니다. 또한 심리적인 스트레스를 극복하고 상처받은 자존감을 회복하기 위해서는 자신을 사랑하는 마음을 가지고, 스스로 사랑한다는 표현을 자주 하라고 조언하기도 합니다.

이와 더불어 건강관리에 대해 너무 신경 쓰면 오히려 그것이 스트레스가 될 수도 있으므로 의사 선생님의 지시에 따라 단순하게 생각하고 마음을 내려놓으라고 권하기도 합니다.

☐ 하나를 잃었지만 오히려 더 많은 선물이 뒤따라오는 것 같다.

- ☐ 사는 동안 암과 함께 친구처럼 영원히 간다는 마음이 좋은 것 같다.
- ☐ 누구한테 기대지 않고 홀로 서는 게 가장 좋을 것 같다.
- ☐ 새로운 삶이 다가오는 좋은 기회라 생각하는 게 좋다.
- ☐ 마치 감기처럼 잠시 내 몸에 들어왔다가 가는 것이라고 생각한다.
- ☐ 짜고, 맵고, 기름진 것만 피하고 나머지는 편한 대로 먹는다.
- ☐ 열심히 조금씩이라도 먹고, 어느 정도 회복되면 운동을 해야 한다.
- ☐ 스스로가 즐거우면 스트레스를 덜 받는다.
- ☐ 자기 자신에게 사랑한다는 말을 자주 해준다.

하나를 잃었지만 오히려
더 많은 선물이 뒤따라오는 것 같아요

유방암 진단을 받으면 모든 게 끝났다는 생각이 들어요. 저도 그랬죠. 그런데 시간이 지나면 지금까지 살았던 삶과 다른 삶을 사는 계기가 되는 것 같아요. 하나를 잃었지만 오히려 더 많은 선물이 뒤따라오는 것 같더라고요. 전에는 생각지도 못했던 걸 하기도 하죠. 예를 들어 지금은 아무리 조그만 일도 나한텐 선물이고 뭐든지 감사하게 돼요. 그러니까 유방암 진단을 받았더라도 좌절할 이유는 하나도 없어요. 다른 암도 다 그렇지만 0기라고 안심해서도 안 되지만, 말기라고 포기할 것도 아닌 것 같아요. 마음먹기에 따라서 얼마든지 극복할 수 있는 병이니까요. 혹시 지금 진단을 받았다면,

또 다른 삶이 기다리고 있으니까 힘내라고 말씀드리고 싶어요.

암과 함께 친구처럼 영원히 사랑하면서 산다고 생각하세요

지금도 한국인의 사망 원인 1위가 암이지만, 마음먹기에 따라 다른 것 같아요. '어머 어떡해! 이제 난 죽겠구나.' 이렇게 생각하지 말고 '암과 함께 친구처럼 영원히 사랑하면서 살겠다.'는 자연스러운 마음이 좋은 것 같아요. 나는 어디 가서도 "나는 암 환자."라고 얘기해요. 내가 아는 어느 환우는 친구한테도 자기가 암 환자라는 얘기를 안 한대요. 왜 그러는지 모르겠어요. 물론 나도 마음속으로 '하고 싶지 않다.' 그러면 안 하겠죠. 하지만 아무렇지도 않으니까 스스럼없이 얘기하는 거죠. 정말 암이란 건 내가 이겨낼 수 있다는 마음을 갖는 게 중요한 것 같아요.

누구한테 기대지 않고 홀로 서는 게 가장 좋은 것 같아요

먹는 것도 너무 가리지 말고 편안하게 먹어요. 누가 "이게 좋대." 하면 이것 먹고, "이거 나쁜 거야." 그러면 빼고 먹다 보면 그 자체로 스트레스가 될 수 있거든요. 그냥 자연스럽게 남 먹는 것 같이 먹으면서 '정말 아니다.' 싶은 것, 예를 들어 튀김이나 이런 것만 조금 조심하면 돼요. 꼭 먹고 싶은 것은 남들이 몸에 안 좋다고 해도 먹는 게 차라리 나아요. 매일 먹는 건 아니잖아요.

'그걸 안 해서, 그걸 안 먹어서 내가 더 아픈가 봐.'라는 생각은 마세요

가만히 보니까 정답이 없어요. 다른 사람한테는 어떤 식으로 오는지 나는 알 수가 없잖아요. 그러니까 중요한 것은 내 경험이고, 내 몸이죠. 다른 환자나 가족들과 얘기를 나누다 보면 정말 귀가 얇아져요. "이게 좋아." 그러면, 그거 안 하면 큰일 날 것 같아요. 그게 정답일 것 같죠. 그런데 겪어보면 그게 아니거든요. 그러니까 '할 수 있으면 하고, 못하면 못하는 대로 넘어가자.' 이렇게 받아들이세요. '그걸 안 해서, 그걸 안 먹어서 내가 이렇게 더 아픈가 봐.'라는 생각은 하지 않았으면 좋겠어요.

고통은 따라도 힘든 과정이 지나가면 새로운 삶이 와요

너무 두려워하지 말고 오히려 좋은 기회라고 생각하세요. 이 기회를 놓치지 말고 그동안 못했던 걸 해보세요. 아이들과 좋은 시간 많이 보내고, 나를 위해 맛있는 것도 해 먹고, 과일 하나라도 더 깨끗하게 씻어서 먹고……. 남은 시간이 얼마나 되는지는 몰라도 그 시간이 하루하루 행복할 수 있도록 해보세요. 고통은 따라도 힘든 과정이 지나가면 다시 새로운 삶이 다가오거든요.

그리고 아프다고만 외치지 말고 가서 도움을 청하세요. 혼자 이기려고 하지 마세요. 저도 처음에는 혼자 이겨내려다가 너무 힘들어서 여기저기 물었어요. "왜 이렇게 아프지? 나만 그런가? 정말 못 참겠어." 그러면 누군가 "그럴 수도 있어. 하지만 너만 그런 거 아냐. 나도 그랬어. 조금만 더 기다려봐." 그런 식으로 얘기해주더라고요.

저도 처음에는 그렇게 대답했어요. "그런 소리 하지 마. 말로는 뭔 소린들 못하겠어?" 그런데 그 말이 맞더라고요. '내가 왜 암에 걸렸지?'라고 탓하기 전에, '나는 암 환자다.'라고 인정해야죠. 그리고 인정했으니까 어떻게든 이겨야 하잖아요. 그러려면 노력해야죠. 그냥 주어지는 건 없어요. 누가 해주지도 않아요. 하다못해 물 한 컵도 내가 떠다 먹어야지 가족들 붙잡아둘 수는 없잖아요?

감기처럼 유방암도
잠시 내 몸을 거쳐가는 거예요

감기도 1주일 정도 앓으면 나가잖아요? 감기에만 걸려도 몸이 힘들죠. 손에 가시가 박혀도 아파 죽을 것 같고요. 그런다고 진짜 죽는 건 아니죠. 암도 그렇게 생각하세요. '내 몸에 잠시 들어왔다가 가는구나.' 비록 지금 세상이 험하다고는 하지만 정말 살맛나고 좋은 세상이잖아요. 이런 세상 두고 가기는 정말 아깝잖아요.

짜고, 맵고, 기름진 것만 좀 피하고
나머지는 남들 먹는 대로 먹어요

환우들은 누구나 이렇게 얘기해요. "체력 관리하고 운동 열심히 해라. 음식은 가능하면 채식을 하고, 자연식으로 해야 한다." 하지만 현실에서는 힘들어요. 유기농 좋다는 건 다 알죠. 하지만 구입 비용도 만만치 않고 조리 과정도 쉽지 않아요. 그래서 저는 웬만하면 그런 생각에서 벗어나라고 얘기해요. 그냥 자유로워져라! 그거죠. 그 대신 다른 사람들이 한 번 씻을 때 우린 두 번 씻고, 다른 사람들은 그냥 씻기만 할 때 식초를 넣고 씻는다거나 하는 식으로 신경을 쓰는 거예요. 쇠고기가 먹고 싶을 때는 드세요. 짜고, 맵고, 기름진 것은 되도록 피하고요. 이번에도 병원에서 한 환우가 유기농 자연식에 대한 얘기를 자꾸 하더라고요. 그래서 "저는 채소만 먹었더니 단백질이 부족하다고 나왔더라. 그런데 장어를 먹으니까 백혈구 수치가 쑥 올라가더라!" 하고 말해줬어요.

먹든지 운동을 하든지 자기를 위해서 투자하세요

예전에 내가 얼마나 내 자신에게 신경을 못 썼는지, 얼마나 나를 사랑하지 못했는지 그런 얘기를 많이 해주고 있어요. 그렇게 나를 방치해뒀더니 암에 걸렸다. 당신도 조심해라. 그러면서 건강전도사가 됐어요. 자식이나 남편만 생각하지 말고 지금부터라도 스스로를 위해 투자하라고 해요. 먹는 것도 좋고 운동하는 것도 좋은데, 뭐든 자기를 위해서 하라는 거죠. 본래 엄마라는 존재가 그렇잖아요. 자기보다는 남편이나 자식한테 해주고 싶은 그런 욕망이 크죠. 하지만 이제는 그걸 좀 내려놓아야 해요. 지나치게 힘들게 일하거나, 스트레스를 많이 받거나, 잘 못 챙겨 드시는 분들한테 그러지 말라고 말씀드리면서 다니고 있습니다.

열심히 조금씩이라도 먹고
어느 정도 회복되면 운동을 해야 해요

자기 마음은 자기가 컨트롤해야지 누가 해주겠어요? 화가 날 때는 그때그때 풀어야 해요. 사실 아픈 건 어느 정도 견딜 수 있어요. 수술하고 나면 진통제 주사를 계속 놔주니까 고통을 별로 못 느끼거든요. 문제는 항암 치료 부작용이에요. 툭하면 구토를 하고, 음식이 꼴도 보기 싫어져요. 어쨌든 너무 힘들면 못 먹는 게 당연하지만, 어떻게 하겠어요. 2~3일 못 먹는다고 죽는 건 아니니까, 그 기간이 지나면 억지로라도 조금씩 먹어야 해요. 그러다 어느 정도 회복되면 운동을 하세요. 걷는 것도 좋고, 수영도 좋아요. 특히 수영은 물속에서 부담을 줄이면서 팔운동을 할 수 있어 부종 오는 사람들한테 좋아요. 산에 가서 맑은 공기 쐬는 것도 좋고요.

스스로에게 사랑한다는 말을
자주 해주세요

지금 항암 치료나 수술을 앞두고 있는 분한테는 우선 자기 자신을 정말 사랑하라고 권하고 싶어요. 수술하기 전에도 그렇고 수술하고 나서도 아침마다 자신을 안으면서 "사랑해." 또는 "지켜주지 못해서 미안해." 혹은 "그대로 아무렇지도 않게 있어서서 고마워."라고 얘기해주는 거죠. 저도 병원에 있을 때 많이 했어요. 처음에는 되게 이상하고 웃기더라고요. 그런데 자꾸 하다 보니까 정말 고맙고 미안한 마음이 들었어요. 내가 나를 사랑하니까.

▌선생님을 괴롭혀서라도
▌자신에게 딱 맞는 치료법을 찾는 게 중요해요

먼저 어떤 치료법이 자신에게 가장 잘 맞는지를 찾아야 해요. 아무리 급해도 병원은 한 군데만 가면 안 되고요. 몇 군데의 병원에 가서 내 병이 지금 몇 기인지, 어떻게 수술하는 게 가장 좋은지 등등을 상의하는 게 좋아요. 실제 상황에서는 이렇게 못하는 분이 참 많아요. 어쨌든 자꾸만 선생님을 물고 늘어져야 하는 것 같아요. 그렇게 해서 자신에게 딱 맞는 방법을 찾아내는 거죠.

▌마음을 내려놓고
▌의사 선생님 지시대로 하세요

전 정말 '단순무식'하게 의사 선생님 지시대로 했어요. 그냥 하루하루, '내일이면 낫겠지. 오늘도 살았구나. 감사하다. 내일이 주어졌으니 힘들지만 잘살자. 잘 이겨내자.' 이렇게 단순하게 살았죠. 그런데 혼자서 연구를 많이 하신 분들은 아는 게 너무 많아서 오히려 스트레스를 많이 받는 것 같더라고요. 그런 분들보다는 오히려 제가 더 빨리 낫고 상태도 좋은 것 같아요.

'환자니까 못해.' 대신
'그럼에도 할 수 있다.'고 생각했으면 좋겠어요

겉으로 보이는 건 그렇게 중요하지 않다고 봐요. 그러니까 내가 언제 이 세상을 떠나느냐 하는 시기가 중요한 게 아니라 어떻게 살았느냐가 더 중요한 거죠. 저는 늘 환우들한테 그런 얘기를 해요. 엄마는 엄마다워야 하고 주부는 주부다워야 하고 선생님은 선생님다워야 한다고들 하잖아요. 그런데 딱 하나 '답다'는 말이 싫은 게 있어요. 그건 바로 '환자답다.'는 말이에요. 나는 분명히 환자지만, 정말 '환자답게' 힘들어하고 그러고 싶지는 않아요. 그런 얘기를 주변 사람들한테 늘 하죠. 지금 막 수술하신 분들한테도 얘기해요. '환자이기 때문에 나는 못해.' 이거보다는 '그럼에도 할 수 있다.'는 생각을 하셨으면 좋겠어요.

05 의료인과 의료 제도에 대해 말하다

유방암 환자들은 치료 과정에서 접하는 의료인과 의료 체계 그리고 경제적 부담에 대해 할 말이 많습니다. 특히 유방암을 치료하는 동안 가까이에 있는 의료인의 언어 표현에서 마음의 상처를 받은 환자에게는 의료인의 세심한 배려와 따뜻한 말 한마디가 필요합니다. 특히 환자들은 인도주의적 관점이 아니라 경제적 창출 대상으로 자신들을 대하는 일부의 모습을 아쉬워하고, 치료법을 충분히 설명해주지 않는 것에 대해서도 할 말이 많았습니다.

한편 치료에 드는 비용은 보장이 잘되어 있지만 재발과 전이를 검사하기 위한 정기검진에는 의료 혜택이 미비해 경제적인 부담이 크다고 호소하기도 합니다. 이와 더불어 유방을 절제해 신체에 손상이 있음에도 불구하고 장애 혜택을 받지 못하는 것이 부당하다고 얘기하는 환자도 있습니다. 다행히 2015년 4월부터는 유방재건술에 대해서도 국민건강보험 혜택이 주어져 이전에 비해 환자 부담금이 대폭 줄었습니다.

- ☐ 수술할 때 희망적인 말로 환자의 부담을 줄여 줬으면 좋겠다.
- ☐ 의료진이 수술과 항암 치료에 대한 설명을 충분히 안 해주었다.
- ☐ 환자를 돈으로만 보는 것 같아 마음이 슬펐다.
- ☐ 자궁근종과 유방암이 연결된다는 얘기를 안 해주었다.
- ☐ 유방암 환우들에게 교육을 해주는 병원 차원의 시스템이 생기면 좋겠다.
- ☐ 5년 후에 검사하는 비용이 너무 부담스럽다.

수술할 때 정확하게 얘기해줬으면 좋겠어요

환자 입장에서는 완전 절제든 부분 절제든 가슴이 없어진다는 것 자체가 되게 힘들거든요. 그런데 선생님들은 대부분 수술하기 전에 "개복을 해봐야 완전 절제를 할지 부분 절제를 할지 알 수 있을 것 같습니다." 이런 식으로 얘기하잖아요. 그렇게 얘기하지 않았으면 좋겠어요. 의사 선생님들이 한두 명 검사를 해보는 것도 아니고, 딱 보면 알지 않나요? 부분 절제를 해도 될지, 안 될지.

저는 "완전 절제를 할 수도 있습니다."라고 했는데, 실제로는 부분 절제를 했어요. 그럴 때는 차트를 보면서 "80퍼센트 이상은 부분 절제로 갈 수 있겠습니다."라는 식으로 좀 정확하게 얘기해줬으면 좋겠어요. 그런데 의사 선생님들은 완전 절제를 많이 강요하는 것 같아요. 책임 회피를 위해 '수술하다가 사망할 수도 있고…….' 하는 조건을 달아 각서를 쓰라 하고. 저는 그게 싫었어요.

아픈 마음을 위로해주지는 못할망정 틱틱거려서 서운했어요

의사 선생님들이 그런 게 있더라고요. 무언가를 물어보면 틱틱대는. 물론 선생님들마다 다르죠. 어쨌든 아픈 마음을 다정하게 어루만져주지는 못할망정 무뚝뚝하게 그러니까 서운하더라고요. 질문을 해야만 겨우 대답해주고, 그런 건 별로 안 좋다고 생각해요.

의료진이 수술과 항암 치료에 대한 설명을 충분히 안 해주었어요

'그럼 어떻게 해야 하지? 이제 어떻게 대응해야 하는 거지?' 내 마음을 추스를 새도 없이, 마음의 준비를 할 틈도 없이 일단 수술부터 해야 한다니까 수술을 했죠. 또 항암 치료가 필요하다 하니까 치료받고. 말 그대로 의료진한테 끌려가는 모습이 됐던 거죠. 물론 그렇게 할 수밖에 없었겠지만, 지금 생각하면 충분한 설명이 없었던 게 아쉬워요. 어떤 상황이라 수술을 해야 하고 어떤 치료를 받아야 한다는 충분한 설명이 없었기 때문에 더 많은 우울감이 오지 않았나 하는 생각이 들어요. 의료진은 무수히 많은 환자를 대하니까 잘 모를 수도 있겠지만, 진단을 받은 환자로서는 일생일대의 큰일이잖아요. 그러니까 조금 더 세심하게 알려줬으면 좋겠어요.

의료진들이 환자의 마음을 읽어야 해요

이제는 우리 병원을 떠났지만, 그 의사 선생님한테 상처를 받은 환자가 많아요. 언젠가 한 환우가 통곡을 하면서 "너무 마음이 아프다."고 그래요. 왜 그러냐고 물어보니까 "나는 아파 죽겠는데, '뭐가 아파요? 그럼 퇴원하세요.' 이렇게 툭 내뱉는 선생님의 말씀 때문에 마음이 정말 아파요." 그러는 거예요. 한마디로 본인은 아파 죽겠는데 주치의가 환자의 입장은 고려하지 않고 툭툭 내뱉듯이 함부로 말을 한다는 거죠. 그래서 한동안 그 선생님에 대해서 모니터도 하고, 게시판에도 올리고 그랬어요. 어쨌든 지금은 그 선생님은 떠났고, 다른 선생님들은 교육이 돼서 그런지 그런 일이 거의 없어요. 어쨌든 저는 의료진들이 환자의 마음까지 읽어야 한다고 생각해요.

환자를 사람이 아니라 돈으로 보는 것 같아 마음이 슬펐어요

의사 선생님의 태도에 따라 환자의 마음은 천당과 지옥을 왔다 갔다 하잖아요. 그래서 의사 선생님을 잘 만나야 한다는 걸 많이 느꼈어요. 선생님이 병실에 누워보지 않고는 환자의 마음을 모르잖아요. 그런데 더 심한 건 환자를 사람이 아니라 돈으로 본다는 느낌, 한 건당 얼마라는 식으로 본다는 느낌을 많이 받는다는 거죠. 그래서 참 슬펐어요.

자궁근종과 유방암이 연결된다는 얘기를 안 해줬어요

1998년에 자궁근종 수술을 했는데, 그때는 자궁근종과 유방암이 연결된다는 얘기를 안 해주더라고요. 지금은 그런 얘기를 해주는 분들이 좀 있지만, 저는 전혀 못 들었죠. 그걸 알았으면 제 나름대로 머릿속에 그런 생각을 담고 주의했을 거 아녜요. 그런데 수술하고 나서 1년에 한 번씩 병원에 검진을 다니는데도 그런 얘기를 안 해주더라고요.

수술이나 항암 치료 후 교육을 해주는 시스템이 생기면 좋겠어요

수술, 항암 치료, 방사선 치료 이런 게 다 끝나고 나면 주치의 선생님을 만날 일이 그리 많지 않잖아요. 약 받으러 가는 날, 검사하러 가는 날이나 돼야 선생님을 보는데, 그것도 길어야 2~3분이죠. 시간이 너무 짧으니까 그동안 궁금했던 걸 다 적어가도 물어볼 시간이 안 돼요. 답을 들어도 생각도 잘 안 나고. 사실 선생님 앞에 앉으면 머리가 하얘지거든요. 그러니까 진료 끝나고 나면 '이것도 물어보고 저것도 물어봤어야 했는데…….' 하는 생각을 많이 하거든요. 모든 유방암 환자들의 공통점인 것 같아요.

그런 궁금증을 풀어주는 병원 시스템이 있었으면 좋겠어요. 예를 들어 유방암 환우에 대한 교육, 수술 전후의 교육 같은 거죠. 우리나라의 큰 병원들은 환자가 워낙 많아서 의사든 간호사든 붙잡고 얘기할 수 있는 시간 여유가 없잖아요. 그런 걸 병원 차원에서 알려줄 수 있는 시스템을 만들면 좋지 않을까 하는 거죠.

검사 과정을 통합해서 운영하는 시스템이 있으면 좋겠어요

저는 유방암과 산부인과 진료를 같이 봐야 해요. 그래서 진료가 둘 다 있는 날은 여기 갔다 저기 갔다 하죠. 유방센터 따로, 본관 따로 있으니까. 지금은 부종이 와서 재활의학과까지 다니고 있는데, 세 군데를 다니는 게 정말 힘들어요. 특히 한겨울이나 한여름에는 더 힘들죠. 그러니까 이런 경우에는 한 군데서 검사나 진료를 받을 수 있는 통합된 시스템이 있으면 좋겠어요.

5년 후에 검사하는 비용이 너무 부담스러워요

유방암 환자들은 5년이 지나면 검사부터 다 새로 시작해요. 그런데 비용은 처음과 완전히 달라요. 예를 들어 본래는 10만 원이 드는데 지금까지는 1만 원만 내고 진료를 받았다면 5년 후에는 10만 원을 다 내야 하거든요. 유방암 환자들은 5년이 지났다고 해서 끝나는 게 아니라 죽을 때까지 계속 검진을 받아야 하니까 그 비용이 너무 부담스럽죠. 페트-CT 같은 경우에도 지금은 저렴하게 검사를 받지만, 5년이 지나면 자그마치 100만 원씩이나 내야 하잖아요. 유방암 환자들은 5년이 아니라 10년 동안 이런 의료 혜택을 줬으면 좋겠어요.

도움을 준 기관들

- 단국대학교병원 유방암클리닉
- 서울대학교병원 유방암 환우회 비너스
- 서울아산병원 유방암센터
- 제일병원 유방암 환우회 라일락
- 한국유방암예방강사협회
- 한양대학교병원 유방암 환우회 핑크한양